- Part I　看護研究とは
- Part II　研究方法の特徴と展開
- Part III　研究のプロセス
- Part IV　学生の研究論文と指導教員の講評

ひとりで学べる 看護研究

編集

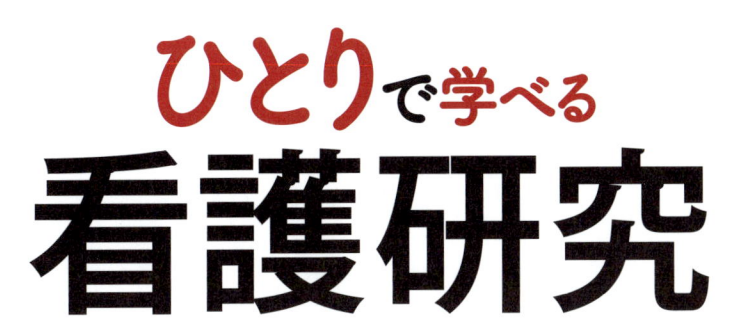

山口瑞穂子
石川ふみよ

照林社

編著者一覧

● 編　集

山口瑞穂子　元・茨城キリスト教大学 教授
石川ふみよ　東京工科大学医療保健学部看護学科 教授

● 執　筆（執筆順）

坂江千寿子　茨城キリスト教大学看護学部看護学科 教授
坂間伊津美　茨城キリスト教大学看護学部看護学科 教授
六角　僚子　特定非営利活動法人 認知症ケア研究所 代表理事

はじめに

　研究と聞くと「難しそう、大変」という思いがありませんか。看護が実践の科学といわれる以上、看護行為は常に疑問や問題点を明らかにして、科学的根拠をもって実践し、よりよい看護実践の実現に努めなければなりません。そのために看護研究が必要となります。

　研究は難しくて苦手という人たちのために、研究についての学習が深まればと教員が学生に講義をする際に重要と考えた内容をまとめ、今回、本書として出版いたしました。

　内容はPart Ⅰに「看護研究とは」として、研究の意味や研究に必要な基礎的知識を容易に理解できるよう表で提示し、説明を加えました。Part Ⅱでは初歩的な研究方法をすべて挙げ、その特徴と展開方法を具体的に示しています。Part Ⅲでは文献活用や計画書の作成、倫理的配慮、データ収集と分析など研究のプロセスに必要な事項をまとめました。

　どの項目も興味をもって学習できるよう表や図を提示して解説を加えています。統計的手法については、簡単な説明に留めていますが、理解しにくい研究用語は巻末で解説しています。また、初めて学生たちが取り組んだ研究論文を参考になればと講評を加え掲載しました。

　研究活動は99％の発汗と1％の成果だといわれています。どのように素晴らしいプロセスをふんでも、努力がなされても、研究成果のみによって評価されるのです。しかし、研究活動によって考える力が養われ、創造力や応用能力が身につきます。また、研究対象者や協力者、指導者からの学びも大きいといえます。難しいことや大変な学習ほど完成したときの喜びは大きいものです。研究で新しい知見を得、看護の実践に生かしていきましょう。

　本書は、これから研究を始めたい方の学習書として、また、指導者の方々には研究指導の参考書としてご活用いただけたら幸いです。きっとお役に立てると思います。

　最後になりましたが、本書をまとめるに当たり照林社の担当者の皆様に多大のご援助をいただきました。ここに厚くお礼申しあげます。

2010年6月

編集を代表して　山口瑞穂子

目 次

Part I　看護研究とは

1. 研究の意味　[山口瑞穂子] ―― 2
1 研究とは…2　　2 研究の定義…2
3 看護研究の意義…2　　4 看護研究の目的…2

2. 研究に必要な基礎知識　[山口瑞穂子] ―― 4
1 研究に取り組む姿勢…4　　2 研究を進める過程…4
3 新しい知見とは…4　　4 検討しておくべき事項…4

3. 研究方法の種類　[山口瑞穂子] ―― 6
1 研究領域…6　　2 研究の導き方…6
3 データの性質…6　　4 研究手法から見た研究方法…6

Part II　研究方法の特徴と展開

1. 文献研究　[坂江千寿子] ―― 10
1 文献研究とは…10　　2 特徴…10　　3 方法…12
4 実施上注意すべきこと…14

2. 調査研究　[坂間伊津美] ―― 16
1 調査研究とは…16　　2 特徴…16　　3 方法…16
4 実施上注意すべきこと…20

3. 疫学研究　[坂間伊津美] ―― 22
1 疫学研究とは…22　　2 特徴…22　　3 方法…22
4 実施上注意すべきこと…26

4. 実験研究　[坂間伊津美] ―― 28
1 実験研究とは…28　　2 特徴…28　　3 方法…28
4 実施上注意すべきこと…32

5. 事例研究　[坂江千寿子] ―― 34
1 事例研究とは…34　　2 特徴…34　　3 方法…36
4 実施上注意すべきこと…38

6. グラウンデッド・セオリー・アプローチ　[石川ふみよ] ―― 40
1 グラウンデッド・セオリー・アプローチとは…40　　2 特徴…40
3 方法…40　　4 実施上注意すべきこと…44

7. 現象学的アプローチ　[六角 僚子] ―― 46
1 現象学的アプローチとは…46　　2 特徴…46
3 方法…48　　4 実施上注意すべきこと…48

8. 内容分析　[石川ふみよ] ―― 50
1 内容分析とは…50　　2 特徴…50　　3 方法…50
4 実施上注意すべきこと…52

Part III 研究のプロセス

1. 研究における文献の活用　［六角 僚子］―― 56
1 文献とその意義…56　　2 文献の種類…56　　3 文献を読む目的…56
4 文献の検索…58　　5 文献の読み方…60　　6 文献クリティーク…60

2. 研究テーマの設定と計画書の作成　［坂江千寿子］―― 62
1 研究の動機…62　　2 研究テーマ…62　　3 研究計画書…64

3. 研究における倫理的配慮　［山口瑞穂子］―― 68
1 研究における倫理的原則…68　　2 研究プロセスで求められる倫理的配慮…72

4. データ収集と分析　［坂間伊津美］―― 74
1 データとは…74　　2 データ収集の技法…74
3 データの集計方法…74　　4 データの分析方法…78

5. 結果の表現方法　［石川ふみよ］―― 80
1 表現形式…80　　2 表現方法…82
3 プレゼンテーション…86　　4 学会へのエントリー、論文の投稿…86

Part IV 学生の研究論文と指導教員の講評

1. 基礎看護研究（実験研究）　［山口 仁美］　指導教員●山口瑞穂子 ―― 90
足浴で薬用植物（唐辛子）と人工炭酸入浴剤を用いたときの保温効果と在宅への有用性…90
指導教員の講評…96

2. 成人看護研究（質的研究）　［中山香奈絵］　指導教員●石川ふみよ ―― 97
失語症者と主介護者のコミュニケーションパターン再構築のプロセス…97
指導教員の講評…105

3. 老年看護研究（事例研究）　［関 由香里］　指導教員●六角 僚子 ―― 106
視空間失認を伴う認知症高齢者への位置情報サインの有効性…106
指導教員の講評…113

4. 母性看護研究（調査研究）　［豊島 沙彩］　指導教員●坂間伊津美 ―― 114
看護系大学に通う女子学生の喫煙の実態と健康に関する意識…114
指導教員の講評…121

5. 精神看護研究（文献研究）　［田村 育美］　指導教員●坂江千寿子 ―― 122
アロマテラピーによる睡眠効果に関する文献研究…122
指導教員の講評…129

最新看護索引の分類…88
看護研究で使われる用語解説…130
索引…134
コラム　驚きや感動が研究への一歩　［山口瑞穂子］…8
　　　　看護研究の在り方　［山口瑞穂子］…54

●装丁:小島トシノブ＋齋藤四歩（NONdesign）
●本文デザイン:(株)トライ
●本文イラストレーション:峰村友美
●本文DTP制作:(株)トライ

本書の特徴

- 看護研究について理解することは、日常の看護ケアにおける科学的な視点を養うために、大変重要です。本書は、看護研究に最低限必要とされる基本的なことを、学生がひとりでも学べるよう、簡潔にわかりやすく解説しています。
- 実際に教員が講義に用いた資料を元に構成しており、看護研究の考え方から、取り組み方、発表までの一連の流れをイメージすることができます。
- 巻末には「看護研究に用いられる用語解説」を掲載しています。入門書として、看護研究の理解に役立ちます。

Part Ⅰ 看護研究とは

看護研究を始める際に基本となる、「看護研究の意味」「研究に必要な基礎知識」「研究方法の種類」について、重要なポイントを表で示し、整理しています。

Part Ⅱ 研究の特徴と展開

看護研究の入門として理解しておきたい、「文献研究」「調査研究」「疫学研究」「実験研究」「事例研究」「グラウンデッド・セオリー・アプローチ」「現象学的アプローチ」「内容分析」の8つの研究について、●研究について、●特徴、●方法、●実施上注意すべきこと、について解説しています。

また、各研究の●データ収集方法、●データ分析のプロセス、について図表でまとめており、それぞれの研究を比べながら学ぶことができます。

Part Ⅲ 研究のプロセス

「研究における文献の活用」「研究テーマの設定と計画書の作成」「研究における倫理的配慮」「データ収集と分析」「結果の表現方法」と研究のプロセスにそって、ポイントを解説しています。

Part Ⅳ 学生の研究論文と指導教員の講評

実際に学生が発表した研究論文を全文掲載し、論文についての指導教員の講評も掲載しています。具体的な研究内容を知ることによって、看護研究とはどのようなものなのか、イメージをつかむことができます。

Part I 看護研究とは

I 看護研究とは

1 研究の意味

　看護は実践の科学といわれています。科学的に看護を実践するためには、疑問や問題を研究によって明らかにしなければなりません。まず看護研究を学ぶにあたって、研究に対する基礎的知識と研究的態度を養うために、看護研究の基礎から学習を始めましょう。

　研究には、どのような意味があり、なぜ必要なのでしょう。

1 研究とは

　研究とは、物事や事象をより深く調べ、真実を学問的に探ることとされています。

　研究には「なぜ？」という疑問を納得するまで、辛抱強く追究していくことが必要です。そのために、①本を読む、②人に聞く、③文献を集める、などをして学習することが基本となります。学習したことは知識となり、知識が研究活動の土台となるのです。

2 研究の定義

　研究の定義は「疑問に答えたり、問題を解決するために、組織だった科学的方法を用いて新しい事実や関係を系統的に探究すること」です。

　では、「問題を解決すること」と「研究」の違いはなんでしょうか。

　問題の解決は、特定の状況における当面の問題を解決することです。例えば、不眠を訴える患者さんがいます。この患者さんの場合「乙女の祈り」の音楽を聞くことが、不眠の解決になることがわかり実行しました。このように、問題が目の前に存在し、特定の患者さんだけに通用する解決策を施すことが、問題解決です。この解決方法は経験からきたもので、科学的方法はふんでいません。

　一方、研究は「入眠を促す効果的な方法としては何があるか」という疑問からスタートします。調査の結果、「不眠には足浴が効果的である」という解決方法が導き出されました。この結論は、一般的・普遍的なものです。研究過程では、厳格性や緻密性、誰もが納得できる思考の明確性や倫理性が問われます。

3 看護研究の意義

　看護における研究の意義は、看護方法を科学的な手法で研究することによって、創造的な思考を訓練し、研究能力を養うことです。研究の必要性の認識や研究的態度も、研究過程で自然と培われるでしょう。

4 看護研究の目的

　私たち看護者は、行っている看護が適切かどうか、常に評価する目をもっていなくてはなりません。そして、問題や疑問が生じた場合は、研究によってさらによい方法を見いだし、実践の場にフィードバックし、生かしていきます。

　すなわち、看護における研究の目的は、よりよい看護実践の実現であり、看護の発展・質の向上を目指すものです。これは研究の意義ともいえます。

Key Word ●看護研究　●科学的方法　●研究的態度

●問題解決と研究の違い

問題解決	研究
・問題が目の前に存在している ・解決は個別的で、特殊的である ・科学的方法のすべてを含まなくてもよい ・事件や問題が片づいてしまえばそれでよい	・問題が不明・未知である ・解決策は一般的・普遍的である ・科学的方法のすべての段階をふむ ・問題の事実を明らかにしたり、理論を打ち立てたりする ・厳格的、緻密性、思考の明確性、倫理性が求められる

●研究の意義

❶ 創造的な思考の訓練と研究的能力が開発できる

❷ 研究の必要性を認識できる

❸ 研究的態度で看護活動が実践できる

●看護研究の目的

❶ 看護の知識・技術が適切に実践されたか否かを評価する

❷ 看護活動の理論的根拠となる知識・技術を産出する

❸ 看護活動を科学的・計画的に実践する

❹ 看護学の発展・看護職の質の向上を目指す

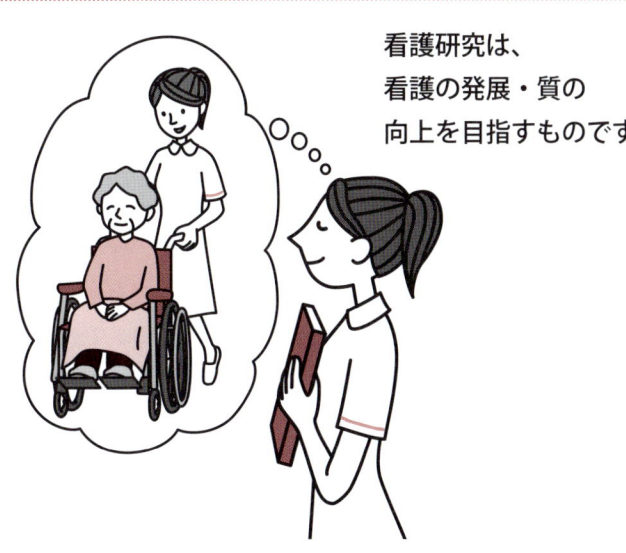

看護研究は、看護の発展・質の向上を目指すものです

I 看護研究とは

2 研究に必要な基礎知識

1 研究に取り組む姿勢

　看護は知識を統合して実践に生かしますが、研究は真理（変わることのない正しい事実）の探究であり、分析および分析の過程です。

　研究は、無知（知らないこと）の自覚から出発します。他者の研究成果を批判するのではなく、謙虚に受け止め、取り入れていく姿勢が大切です。偏見や先入観にとらわれず、物事を論理的に考えていく訓練も必要とされます。

　思考（考えること）の基は知識であり、知識は学習によって獲得できます。ある物を見たとき、それは「どのようなものが関係しているのか」「何によって構成されているのか」を意識し、分析する能力を養わなければなりません。

　研究を行うには、このような姿勢が大切です。

2 研究を進める過程

　科学的方法を用いて新しい事実や関係を探究することが研究であり、研究は厳密な科学的方法のもとで行われなくてはなりません。科学的方法による探究のプロセスを表に示しました。

　問題をしっかりと認識し、問題の事実に関する資料を集めて分析し、要素間の関係を考えます。要素の性質や内容から仮説を立て、その仮説を検証し、正確なデータに基づいて結論を出します。これが科学的な研究によって導き出された新しい知見です。

3 新しい知見とは

　新しい知見とは、「概念」「理論」「法則」「定理」を明らかにすることです。概念とは、ある事象について誰もが同じように理解できるように表現されたものです。

　理論は、ある事象を説明し、その「特徴」を明らかにするために書かれた一連の記述で現象間の関係を組織的に説明する抽象的な一般化です。例えば、看護理論とは看護場面で生じる出来事の関係を系統的に整理するものです。法則とは、事物間に見られる不変的な関係で、理論とは異なり確実なものをいいます。定理とは、定義によって証明された一定の理論です。

　これらが新しい知見として研究から導き出されます。

4 検討しておくべき事項

　研究活動は、試行錯誤の連続です。途中で挫折しないよう、計画的に行わなくてはなりません。

　はじめに、何の目的で研究をするのか、研究課題の認識が重要です。そして課題が見つかったら資料の所在や収集方法を確認し、研究対象（全数か、標本か）の検討も必要です。また、研究は正しい物差しで行わなければなりません。独断、偏見、先入観を排除し、速断を避け、根拠となる分析指標を探します。分析の規準にするモデルについても検討し、最終的に客観的な結論、判断をくだします。

| Key Word | ●真理の探究　●新しい知見　●研究課題の認識 |

●研究に取り組む姿勢

1. 無知の自覚
2. 謙虚さ
3. 偏見・先入観の排除
4. 思考の訓練
5. 分析する能力

●科学的方法による探究のプロセス

問題の認識
↓
事実の収集と分析
↓
仮説の構成とその検証
↓
合理的結論

●新しい知見とは

概　念	ある物についての考え方 事象の本質的な特徴を表すこと
理　論	原理・原則から出発していえること この原因にこの結果と二者についていえること
法　則	事象のなかに見られるいつも変わらない関係 二者以上についていえること
定　理	定義によって証明される一定の理論 誰もそれを揺るがせないもの

●研究を行うにあたって検討しておくべき事項

❶ 研究課題の認識	何を研究するのか？ 研究する目的は何か？	看護実践の場で疑問に思っていること、問題だと思っていることを課題とする
❷ 資料の所在	研究を行うために必要な資料はどこに行けばあるのか？	看護実践の場、図書館、実験室など
❸ 資料収集の計画	どうやって必要な資料を集めるのか？	集め方・技法、集める時期
❹ 対象の設定	研究の対象は何にするのか？	研究対象は全数か、対象となる標本か
❺ 分析指標の設定	正しい物差しは何がよいか？	独断、偏見、先入観を排除し、根拠となるものを探す
❻ 分析方法	分析の規準にするモデルは何がよいか？	
❼ 結論と判断	客観的な結論、判断をくだす	

I 看護研究とは

3 研究方法の種類

研究方法は研究の性質やアプローチの仕方、研究材料やデータ、手法によって以下のように分類されます。

1 研究領域

科学は大別すると、社会科学と自然科学に区分されます。

社会科学とは、人間の社会現象に焦点を当てた科学です。社会のさまざまな現象をありのままに観察することを基本として、検証し結論を得ます。

一方、自然科学とは、自然の現象に注目した科学です。ある現象を客観的にデータ化して、因果関係を明らかにすることを基本として、検証し結論を得ます。

2 研究の導き方

帰納的研究は、看護実践や事実から生じた疑問や問題について、その問題を研究し、一般に使える原理・原則を導き出す方法です。特殊なもの、つまり1人の患者から生じた問題から一般を導き出して結論を得て、他の患者に活用する方法を見いだす研究です。

一方、演繹的研究では、「このようにすれば、こうなる」とわかっているものを裏づけるための研究です。

例えば、医療従事者は人間である、看護師は医療従事者である、よって、看護師は人間である、との結論を得ることができます。この結論の出し方は三段論法で、演繹法の代表とされています。仮説を立ててから始める実験研究は、演繹的研究の1つです。

仮説とは、事物を合理的に証明するための仮定で、理論や既存の研究結果に基づいて、その研究のために変数と変数の間の関係を予測することができるときに用いる、1つの研究目的を述べたものです。

3 データの性質

データの性質によって質的研究と量的研究に分けられます。

質的研究とは、研究対象者の会話や行動、記述内容などを一定の順序にしたがってまとめ、分析・考察する研究です。社会科学的研究は質的方法ともいえ、事例研究やグラウンデッド・セオリー・アプローチなどが挙げられます。

量的研究とは、多くの対象者にアンケートを実施するなどして、収集されたデータを数量的に分析する研究です。自然科学的研究は量的方法に分類され、実験研究や調査研究、疫学研究も量的研究に挙げられます。

4 研究手法から見た研究方法

研究手法によって方法は分類されます（PartⅡ「研究方法の特徴と展開」参照）。

文献研究は文献の量が分析結果に影響を与えます。調査研究は調査対象が多いほど正確な結果を得られます。実験研究は一定の条件を確保することが重要です。事例研究は一事例の看護問題を追究する方法とある看護問題をいくつかの事例で検討し一般化する方法があります。疫学研究は健康事象を広範囲に長期にわたって追跡調査を行う、大がかりな研究です。

Key Word ●社会科学 ●自然科学 ●帰納的研究 ●演繹的研究 ●質的研究 ●量的研究

●研究の領域を大別した研究方法

社会科学の方法	自然科学の方法
・主観を排除して現象をありのままに観察し、それを検証する ・規準（Criteria）を使って取捨選択し、新たなイメージをつくる	・客観的なデータを数量的に統計手法を使って解析し、因果関係を考察する ・徹底した実証主義である

●導き出し方の違いによる研究方法

帰納的研究方法	演繹的研究方法
・個々の具体的な現象を観察、分析して理論をつくり出す ・特殊な事実から一般的なものを導き出す	・真実であることが証明された法則や理論から概念枠組みをつくり、そこから仮説を立ててそれを検証する ・一般的なものから特殊なものを推論する

●データの性質の違いによる研究方法

質的研究方法	量的研究方法
ありのままの事象を観察し、その内容を分析、検証する	対象とするデータを数量的に把握し、統計的に処理をして検証する

●研究手法から見た研究方法

文献研究	多くの文献を集め自分の論じようとする問題点について資料を紹介し、批判または知見をまとめる。用いた文献の量で分析結果が影響を受ける
調査研究	観察やインタビュー、アンケート、面接などによって、あるがままの事実や状況を把握し、統計的に処理をし、そこから法則性や有意性などを見いだす。調査対象が多いほど、正確な結果を得られる
疫学研究	健康事象を広範囲に、長期にわたって追跡し調査する。人間を取り巻く環境と人間の健康、疾病との関係を明らかにする
実験研究	一定の条件を定めて実験を行い、その成績をまとめて結論を得る。一定の条件を確保することに難しさがある
事例研究	1つの事例・症例を取り上げ、事例に含まれている問題点を発見する方法と、1つの看護問題についていくつかの事例を検討する方法がある。解決に役立つ理論や方法を見つけ、一般化する

文献

・秋ゆたか：サクサク看護研究－AKI先生の転ばぬ先の杖．中山書店，東京，2006：52－152．
・緒方昭，森田敏子，川村圭子ほか：看護研究への招待 改訂5版．金芳堂，京都，2008：1－15，31－102．
・黒田裕子：黒田裕子の看護研究 step by step 第3版．学研メディカル秀潤社，東京，2006：1－35，79－268．
・野中廣志：看護研究Q＆A 研究がうまくいかないあなたに．照林社，東京，2007．
・藤田和夫編：これならできる看護研究．照林社，東京，2007．
・松木光子編：看護学概論 第4版－看護とは，看護学とは．ヌーヴェルヒロカワ，東京，2007：221－229．
・横山美江編：よくわかる看護研究の進め方・まとめ方 エキスパートをめざして．医歯薬出版，東京，2007：1－86．

驚きや感動が研究への一歩

　かつて、ノーベル化学賞に輝いた野依良治さんは"新鮮で大きな驚き、これが学術研究の原点で、人間の精神活動の基本。それを知的資産としてたくさんもち、つなげていくことで、新しい技術が生まれる"と述べています。そして、科学の研究で一番大切なことは心からの驚きだといわれます。

　私たちの看護研究への第一歩も、日々行っている学習や看護実践の場での驚きや疑問から出発します。大きな感動や発見に出会うためには、常に知識や教養を仕入れ広げていく力を鍛えておかなければなりません。

　そのためには、たくさんの本を読む、たくさんの人に接して話を聞く、話し合うなど、いろいろな経験をし、行動に移していくなかで考えることが大切なのではないでしょうか。「忙しい」、「疲れた」、「大変」といって行動しなければ何の発見もありません。

　皆さんは何か課題や仕事を与えられ、何時までにこれを仕上げてと言われたとき、「あれもしなければ」、「これも片づけなければ」と頭がいっぱいになることはありませんか。

　しかし、頭で考えているだけでなく実際に実践してみると意外とできてしまうものです。まずは、実行に移すことが大切です。時間がない、自分の能力ではできないと思っても、何でも引き受けて行ってみる。そうすることで自分にはできないと思っていたことでも新しい発見があるかもしれません。

　私たちはどうしても安易なほうに流されて、わずらわしいことからは遠ざかりたいと考えてしまいがちです。"何でも引き受けてみる"、"やってみる"精神が自分自身の向上につながると考えます。研究もこのような態度のなかから生まれるのです。

発見学習

　学習者自身が何かないかと、発見的に学んでいく方法。問題解決学習といえる。
- 直観的思考と分析的思考を養うことができる
- 問題解決をしようとすることから応用能力が養われる

●発見学習の方法
- 基本的な知識をしっかりと身につける
- 枝葉の知識は省き、幹になるものを身につける
- 知識を発見的に学び、応用能力を養う

※発見学習は知識・経験がある程度ないと、うまくいかない

●発見学習の利点
- 探究的な技能、態度を養うことができる
- 実感として理解できる
- 応用能力が身につく

Part II 研究方法の特徴と展開

II 研究方法の特徴と展開

1 　文献研究

1 　文献研究とは

　文献研究とは、総説と似ていますが、自分が明らかにしたいことについて、既存の文献を対象として分析していく研究です。過去にある文書類を用いるため、文献研究と歴史的研究は同じような意味で使われていることがありますが、目的は違います。

　研究という視点から見れば、歴史的研究は新しい視点を得るために行われ、文献研究はこれまでの経緯を把握し現在までにわかっていることは何かを把握するために行われます。

　文献研究の目的は、自分の関心のあるテーマ（キーワード）を選定して、検索し、該当する文献を集め、どの文献に、どのくらい、どのような内容が、現在までに明らかになっているか示すことです。

　皆さんがこれから何かに関心をもって研究しようと考えるときには、これまでに行われた研究論文（既存の研究、既存の論文あるいは先行研究などという）を集めて読む必要があります。そんなときは、あるテーマに関する研究内容を複数集録している論文（総説や展望論文、既存の文献研究論文）を活用しましょう。

2 　特徴

　文献研究と展望論文、総説とはどのような論文でしょう。

1）文献研究
1. すべての研究の基礎となる面（研究の一部となる文献検討の部分）と独立した研究となる面（文献研究）があります。
2. 文献研究とするためには、文献を集めて何を明らかにしたいのかという研究の目的、データ収集の方法、分析方法、結果、考察という研究の枠組みが明記されている必要があります。
3. アンケート調査や実験などをせずに文献を材料にして研究が成立します。

2）展望論文、総説
1. 専門雑誌に掲載された研究論文の動向がレビュー*されています。
2. 多くの研究論文を偏りなくレビュー、評価して、その分野の研究の現状を示します。
3. 総説とは1つのテーマに関する「多面的」で「総括的」「総合的」な解説です。
4. 読者があるテーマに関する現時点までの知見を総括的に得られることを目的として、その分野に精通した専門家によって記述されます。

　文献を活用することは、研究の最初の段階での必須事項です。展望論文あるいは総説や既存の文献研究論文が手に入れば、テーマを絞り込みやすくなります。この文献は自分の研究に役立ちそう、ぜひ読んでみたい、と思うような既存の研究を探すための有用な手がかりが得られるからです。

　文献の研究の例を表に示します。

| Key Word | ●総説　●展望論文　●レビュー |

文献研究とは

自分が明らかにしたいことについて、既存の文献を数多く収集し、それを対象として分析し、分析結果を批判、または意見としてまとめる研究。まとめ方によって質的研究になったり、量的研究になる

●文献研究の特徴

- すべての研究の基礎となる面と独立した研究になる面がある
- 自ら調査を行わなくても文献を使用して研究できる
- 明らかにしたい事柄の経緯を把握し、現在までにわかっていることは何かが把握できる
- 関心のあるキーワードに絞って内容を整理することができる
- 多くの文献を集めるコツが身についたり、時代背景を視野に入れたり、文献をていねいに見ることができる

●文献研究の例

日本精神保健看護学会誌に掲載された文献研究の例

1. 「医療事故に関連した看護師のメンタルヘルスに関する文献レビュー」(福田紀子、2009):21本の文献を対象に年次推移、時代背景、結果の概要を紹介し、医療事故に遭遇した看護師の心理的ストレス、ストレス対処、方法などを紹介
2. 「精神障害者に関するスティグマ要因―先行研究をひもといて―」(吉井初美、2009):1983～2006年までの15本の文献を対象に、掲載雑誌、発表年月日、調査目的、スティグマを表現する用語を提示

日本看護技術学会誌に掲載された文献研究の例

3. 「足浴が頭痛を緩和する看護技術から睡眠をうながす技術へと進展した背景要因」(吉永亜子、吉本照子、2007):足浴に関する看護書や基礎看護学教科書などの25本の文献を対象に日本の足浴技術と睡眠を促す技術へと進展した要因を分析した研究。足の熱布清拭や入浴、足浴の効果に注目し、実験により足浴の睡眠を促す機序と足浴方法が見直された経緯を紹介
4. 「睡眠を促す援助としての足浴についての文献検討」(吉永亜子、吉本照子、2005):足浴が不眠患者の睡眠を促す効果を検討することを目的に、17本の文献を分析。対象者10名以上の報告では、不眠患者の半数以上が足浴による睡眠状況の改善を認めたが、足浴前の皮膚温や室温が高い場合の効果は出にくい結果を紹介

＊レビュー:既存の研究のクリティーク、これまでに発表された研究論文に対する批判的な検討(研究の信頼性・妥当性や研究意義などの分析的評価)をいう

II 研究方法の特徴と展開

3 方法

1) 対象

文献とは何かについては、Part Ⅲで学ぶことになりますので、ここでは文献の種類について簡単に触れておきます。

研究した成果を印刷物として発表する形式には、いくつかの種類があります。原著、総説、論断・論説、研究報告・短報・速報、資料、実践報告などで、学会や雑誌ごとにその種類に応じた基準や投稿規程が定められています。

文献研究では、独創性があると認められた原著論文を対象にするのがよいでしょう。

2) データ収集方法

データの収集は、どの文献を読むべきかの検索から始まり、その文献（コピーなど）を手元に集める過程です。

文献をパソコンで検索するためには、キーワードの絞り込みが大切です。例えば、清潔ケアを拒否する患者についてのテーマを検討する場合、検索対象年を1983～2010年1月とし、「清潔ケア」というキーワードで検索すると5,000件余と、あまりにも多くの文献が該当します。「清潔ケア」のなかで、具体的なキーワード「清拭」、「洗髪」、「足浴」を用いて絞り込みます。洗髪は「シャンプー」でも検索できるかもしれません。「清潔ケアを拒否する」の「拒否」を「拒絶」という類義語にも注意して検索するなどの工夫も必要です。

3) 分析方法

文献研究をしようと考えた動機や感じた疑問が、分析の最も大事な視点になります。

1. 文献数の推移や該当した文献全体を網羅して、概要を把握したい

   ⇒いつ、どの雑誌にそのような内容（テーマ）で掲載されているのかを調べる、文献の種類を調べる（原著か、研究報告か）など

2. テーマについて、すでに絞り込んでいる自分の関心のある事柄を明らかにしたい

   ⇒その文献から何を抽出したいのかが決め手になる。例えば、アロマを用いたケアの方法は？（足浴、手浴、マッサージ、あるいはそれらの手技など）アロマのケアに使用されているオイルの種類は？などに注目して分析するという視点

文献研究は、ケアの目的やケアの方法を抽出し整理するような質的な分析も、アロマを用いた手浴と足浴のケアの実施数として引き出していく量的な分析もできます。

ここで文献研究のプロセスを見てみましょう。精神科病棟の保護室における看護の動向を知り、今後の研究課題への示唆を得るための研究の例です。

文献の検索対象年は1989～2005年の7年間で、データベースは医学中央雑誌web（version4）、キーワードを［精神看護］とし、次に［保護室］で検索、同時に［隔離室］でも検索しました。最初のキーワード［精神看護］でのヒット数は約6,000件で、絞り込みでは、場所を示す［保護室］101件、［隔離室］105件が該当しました。その際に、類似したキーワード［隔離］137件、［隔離・拘束］26件、［行動制限］31件が、［隔離室］または［保護室］の結果にすべて含まれていることを確認し、分析すべき対象がそろったと解釈しました。それを整理表に入れて分類しました。

| Key Word | ●原著論文　●文献検索　●質的な分析　●量的な分析 |

●データ収集方法

データ	独創性があると認められた原著論文が好ましい
収集方法	どの文献を読むべきかを考え、その文献（コピーなど）を入手する（Web検索、索引誌など）

●データ分析のプロセス

文献数の推移や該当した文献全体を網羅して、概要を把握する	テーマについて、すでに絞り込んでいる自分の関心のある事柄を明らかにする
⬇	⬇
・いつ、どの雑誌にそのような内容（テーマ）で掲載されているのか ・文献の種類（原著、研究報告など）は	・文献から何を抽出したいのかが決め手になる

⬇

どの文献に、どのような内容が、現在までに明らかになっているか

●データベース検索結果

キーワード [**精神看護**] 約6,000件
[**保護室**] 101件　　　[**隔離室**] 105件
[**保護室**] のみ20件＋[**隔離室**] のみ24件
＋**両者に該当** 81件＝125件

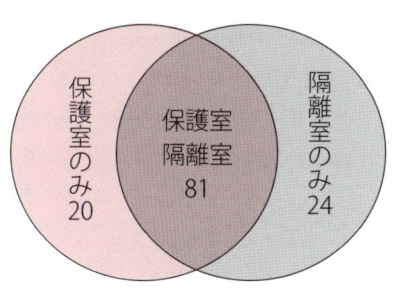

●文献数（125件）の年度推移

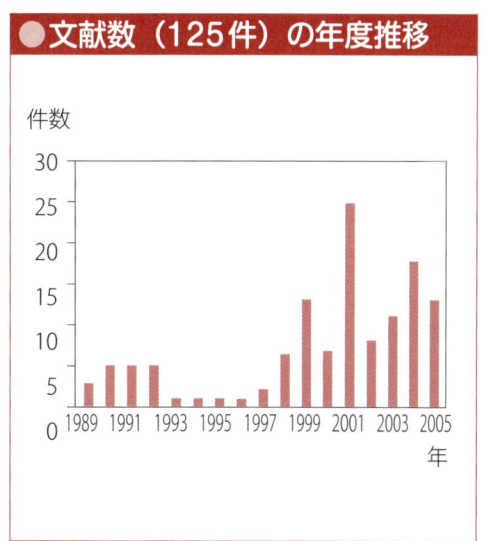

研究方法の特徴と展開

　文献数125件の経年的な推移を見ると、急激に増加している年があり、5種類のキーワードすべてが同じ傾向でした。厚生労働省研究班実態調査の結果が公表された2001年に文献数はピークとなり、「行動制限廃止」の機運が高まったもののそれ以降の急増はないことがわかりました。

　例えば、メンタルヘルスやストレス、自己決定、スティグマなど、専門用語は、関心があっても難しそうに感じるかもしれません。そこで、関心のあるキーワードに絞って内容を整理することができる文献研究もよいのではないでしょうか。

　多くの文献を集めるコツが身についたり、時代背景を視野に入れたり、文献をていねいに見ることもできる文献研究を、一度は経験しておきたいものです。

4　実施上注意すべきこと

　私たちがアクセスできるデータベースには限界があります。以下のことに注意しましょう。

1）収録数の時間のずれ

　皆さんが研究に取り組もうとする日までに公表された文献をすべて研究の対象にしたいと考えるかもしれません。しかし、データベースへの収録作業が終了し、検索が可能になるまで時間がかかるため、時間的には前日までの文献を検索することはできません。同じキーワードを用いて1か月後に検索すれば、また違う結果が追加されてくるはずです。さらに、紀要などに掲載された場合、すべての論文がデータベースに網羅されていないことを覚えておいてください。

2）論文化の数

　データベースに収められている文献は抄録が多く、研究が論文としての発表形式をとっていないため利用しにくいという問題があります。例えば、2010年1月に医学中央雑誌webで「文献研究」と「看護」のキーワード検索を行い、「精神看護」で絞り込むと原著29件、会議録17件でした。論文化されていない学会発表の抄録が40％を占めていることがわかりました。検索して読みたいテーマに該当しても、文献研究の対象として分析できる論文は少ないのです。

3）キーワードの選び方

　例えば、精神保健及び精神障害者福祉に関する法律での行動制限は、"隔離・拘束"と記載されていますが、"隔離"というキーワードだけでは、無菌室や感染予防の「隔離」を扱う文献も多く該当し、保護室の"隔離"と混在して検索結果に含まれてしまいます。そこで、論文で方法を述べるときは『本研究では最初に「精神看護」という枠をかけて第1回目の検索を行い、範囲を絞っています。さらに、患者を守るという意味で「保護室」を用いるようにしました』とキーワード選択の根拠について記述しておくとよいでしょう。

4）著作権

　公表された文献は誰でも活用できますが、修士論文などの未刊行物については、直接、著者の了解を得るなど、その著作権の取り扱いに注意しましょう。

文献
・比嘉勇人：臨床看護研究サクセスマニュアル（ナース専科BOOKS）．竹内登美子監修，アンファミエ，東京，2008：36．
・小山敦代，福井幸子，角濱晴美ほか：根拠に基づいたイノベーティブ看護技術（第1報）－抽出プロセスから導き出された看護技術研究の課題－．日本看護技術学会第2回学術集会講演抄録集．2003：66．

| Key Word | ●データベース　●時間のずれ　●論文化　●キーワード　●著作権 |

●整理表のフォーマット

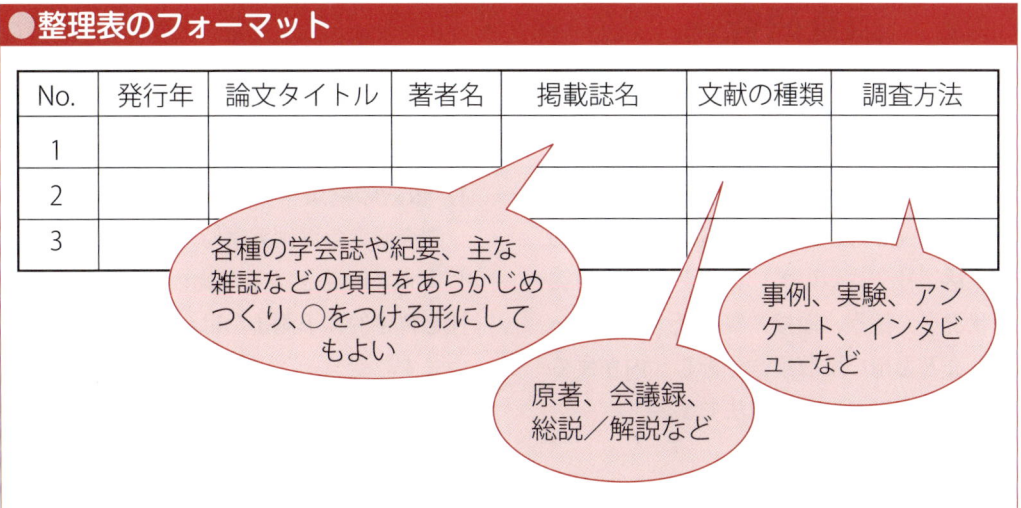

●実施上注意すべきこと

私たちがアクセスできるデータベースには限界がある。以下のことに注意しておかなければならない

1. **収録数の時間のずれ**
   文献の公表においては、データベースへの収録作業が終了してから検索が可能になるまで時間がかかるため、時間的には前日までの文献を検索することはできない

2. **論文化の数**
   抄録が多く、公表された研究が論文としての発表形式をとっていないため利用しにくいことがある

3. **キーワードの選び方**
   「隔離」や「拘束」というキーワードは行動制限に関するもの以外に、無菌室や感染予防について扱う文献も該当する
   キーワードの範囲を絞る場合は、キーワード選択の根拠について記述する

4. **著作権**
   公表された文献は誰でも活用できるが、修士論文など未刊行物については、直接著者の了解を得るなど著作権の取り扱いに注意する

研究方法の特徴と展開

2 調査研究

1 調査研究とは

　調査研究とは、人々の意識や態度、行動や生活、社会について、あるがままの事実や状況を、観察、面接、質問紙（アンケート）などを用いて収集、分析し、内在する法則性を明らかにする方法です。

2 特徴

　調査研究は、社会のなかでさまざまな影響を受けながら生きる人間を対象とします。それゆえ、調査研究では、明らかにしたい事象を他の条件と切り離して制御できる実験とは異なり、多様な要因が入り込む可能性をはじめから考慮して進めていきます。また、対象者が"調査されている"という意識をもつと、社会的に望ましいとされている反応（社会的望ましさ）を示すことがあります。したがって、事実に近い回答を得る努力が常に必要です。

　規模の大きな調査研究では、得られた情報を数量的・客観的に分析、解釈することで、その集団における意識や態度、行動の一般化が可能となります。

3 方法

　調査研究は、①研究テーマの選択、②文献検討、③仮説の構築、④研究方法の立案（対象の選定、データ収集方法など）、⑤調査票の作成、⑥プリテスト、⑦本調査の実施、⑧データの整理、集計、分析、⑨研究成果のまとめと発表、の手順で行います。この項では、仮説の構築から本調査の実施までを理解しましょう。

1）仮説の構築

　調査研究の計画立案時、まず仮説を構築します。仮説とは2つ以上の変数間の関係性を暫定的に予測または説明することをいいます。変数とは、数量に置き換えられた研究の基になるものです。ある変数が他の変数を説明する場合、説明する（原因となる）側の変数を独立変数、説明される（影響を受ける）側の変数を従属変数と呼びます。

　例えば、「大学生の朝食摂取の有無に関連する要因を明らかにする」ことを目的としたアンケート調査を行いたいとき、以下のような仮説を立てて簡潔な文章で示します。また、できる限り仮説全体を調査枠組みとして図で表します。

- 性別と朝食摂取の有無は関連している：女子は男子に比べ朝食を摂取する割合が多い
- 居住状態（1人暮らし／家族と同居）と朝食摂取の有無は関連している
- 健康への意識の高さと朝食摂取の有無は関連している

　仮説を立てておくことにより、明らかにしたい現象の範囲や使用する変数が明確になるとともに、分析方法も具体化します。

　実態調査として、ある事象をありのままに量的データで記述する場合は、仮説がなくてもかまいません。

| Key Word | ●変数　●独立変数　●従属変数 |

調査研究とは

人々の意識や態度、行動や生活、社会について、あるがままの事実や状況を、観察、面接、質問紙（アンケート）などを用いて収集、分析し、内在する法則性を明らかにする方法

●調査研究の特徴

・対象である人間を取り巻く多様な要因が結果に入り込む可能性がある

・事実に近い回答を得るための工夫が必要である

・結果を数量的に分析して集団の意識や態度、行動の一般化ができる

●調査の枠組み（仮説全体を図で表す）

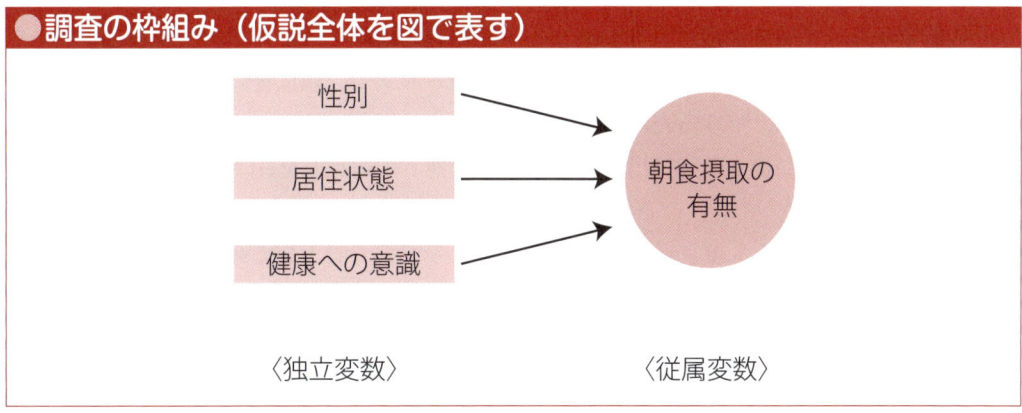

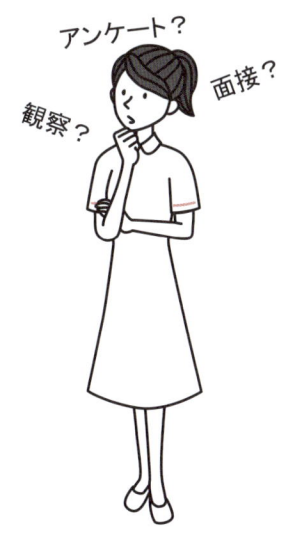

II 研究方法の特徴と展開

2）研究方法の立案

①対象者の選定

　研究対象全体の集団を母集団といい、そこから一定の手順で選び出された一部の集団を標本といいます。

　母集団すべてに調査を行う（全数調査または悉皆調査と呼ぶ）ことができれば最もよいのですが、前述したアンケート調査の例では全国の大学生すべてが対象となり、莫大な時間と労力、費用がかかります。そのため多くの場合、標本を対象に調査を行いその結果から母集団を推定する方法がとられます。したがって、標本抽出（サンプリング）にあたっては、できるだけ母集団に対する代表性をもつ標本を選び出すことが重要です。

　サンプリングの種類として、確率的サンプリングと非確率的サンプリングがあります。

　確率的サンプリングでは、単純無作為抽出法をはじめとする、対象者のすべてが等しい確率で選ばれるため、母集団の代表性をもつ標本を抽出できます。

②データ収集方法

　データ収集の方法には、観察（参加的、非参加的）、面接（構造的、半構造的、非構造的）、質問紙（留置法、郵送法、集合法）、電話があり、最近ではインターネットによる方法もあります。それぞれの長所と短所をふまえ、収集したいデータの内容、データの信頼性、回収率、労力や費用などを考慮して方法を選択します。

3）調査票の作成

　調査票とはデータとして必要な項目を質問形式で記載したものをいい、対象者自身が記入する形式を質問紙とも呼びます。

　多くの場合、仮説や調査枠組みを基に、各変数を表すには、質問はどのような内容や聞き方が適切かを考えながら調査項目を設定していきます。面接法で対象者との会話を自由に発展させながら情報を得たいときには、質問の数を少なくしておきます。

　質問紙を作成するときの留意事項をいくつか確認しておきましょう。

①回答の形式

　回答の形式には、単一回答、複数回答、自由回答などがあります。単一回答はいくつかの選択肢から1つを選ぶ形式です。複数回答はいくつかの選択肢から2つ以上を選ぶ形式で、順位をつけて選ぶこともあります。対象者の回答を網羅するために「その他」の選択肢を設けておくようにします。

　また、自由回答は選択肢を設けずに対象者の言葉で記入してもらう形式です。ありのままの回答を自由な表現で得られる長所がありますが、記入の手間がかかり無回答が多くなる傾向があります。

　回答の形式を決めるときには、何を明らかにしたいのか、どんな分析方法が可能かを考えて選びます。

②ワーディング

　ワーディングは言葉の使い方です。対象者が質問の意図を正しく理解して回答するために、①くどい表現やあいまいな表現を使わない、②専門用語や略語を使わない、③1つの質問に2つの内容を入れない（ダブルバーレル質問）、④否定形で聞かない、⑤回答を誘導しない（威光暗示効果）、などに注意して質問を作成します。

③質問の配置

　質問は回答のしやすさ、内容の重要性や順序性を考慮しながらいくつかのまとまりに分けて質問紙に配置します。一般的な質

| Key Word | ●母集団 ●標本 ●標本抽出（サンプリング） ●単純無作為抽出法 ●ワーディング |

●母集団と標本

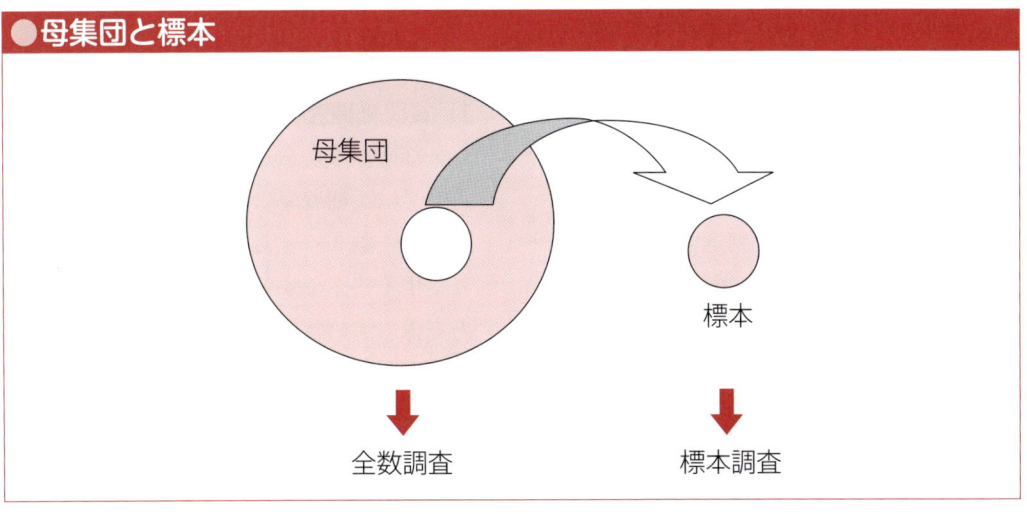

●確率的サンプリングの種類

種類	方法
単純無作為抽出法	乱数表やコンピュータで必要数だけ乱数を求め、対応する番号の対象を抽出
系統抽出法	一定の間隔で対象を抽出
段階抽出法	母集団からいくつかの段階に分けて対象を抽出
層化抽出法	母集団を等質の層に分けてそれぞれの層から対象を抽出

●非確率的サンプリングの種類

種類	方法
連続サンプリング	選択基準に合う対象を一定人数になるまで抽出
簡便サンプリング	集めやすい対象を抽出
応募法	調査協力への呼びかけに応じた対象を抽出
機縁法	友人、知人など調査者と何らかの縁がある対象を抽出

●データ収集方法

データ	アンケートなどによって得られた回答
収集方法	観察（参加的、非参加的）、面接（構造的、半構造的、非構造的）、質問紙（留置法、郵送法、集合法）、電話、インターネットなど

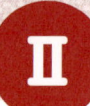

Ⅱ 研究方法の特徴と展開

問、事実を問う質問など簡単に答えられるものが最初にあると、対象者が思考を展開しやすく、次も答えようという動機づけにもなります。

質問紙の枚数が多い場合は対象者の集中力が落ちるため、質問を精選するとともに重要な内容の質問をどこに配置したらよいかを考えることも必要です。

また、選択肢の配置が
「問1　1. はい　2. いいえ」
「問2　1. いいえ　2. はい」
のようにばらばらになっていると回答ミスを生じやすいので、統一した並べ方をします。

4) プリテスト

プリテストは、本調査の前に、研究対象と同じような特性をもつ少人数の人々を対象に行います。本調査と同様に行うことで、対象者が質問の表現を理解しにくかったり、予想外の出来事が起こる、など研究立案や調査票作成の段階では気づかなかった点を明らかにできます。

5) 本調査の実施

調査の実施においては、対象者との信頼関係のなかで正しい回答が得られるように努力します。対象者に協力を依頼するときは、調査の趣旨、調査実施者、調査方法（対象として選ばれた方法を含む）、回答方法、結果の報告方法、倫理上の配慮、連絡先などを明記した調査依頼状を用いて調査への理解を得ます。

調査者は観察や面接、訪問調査のときにはきちんとした服装で、時間を守るなど基本的マナーと、対象者がありのままを出しやすいような雰囲気や態度を備えていることが大切です。

4 実施上注意すべきこと

1) 質問紙調査の回収率を高める

一部の標本から母集団を推定する質問紙調査では、回収率の高さが重要な前提となります。調査の意義が伝わる依頼状とわかりやすく答えやすい質問紙を作成する、協力を得やすい時期に調査を設定するなどの工夫をします。

特に郵送調査の場合は回収率が低くなりやすいため、回収が少なくなったころに一度は督促をするように計画します。

2) 誤差を減らす

調査研究の結果を一般化するためにできるだけ誤差を減らすことが必要です。誤差には、標本抽出に伴い必然的に発生する標本誤差と、標本抽出とは無関係に発生する非標本誤差があります。

標本誤差は標本数を増やすことである程度減らすことができ、統計的推定も可能です。しかし、非標本誤差は回収率の低さ、無回答の多さ、集計ミスなどさまざまな理由で生じます。できるだけ非標本誤差を減らすように注意して調査を行いましょう。

文献

・川村佐和子編：ナーシング・グラフィカ（19）基礎看護学：看護研究．メディカ出版，大阪，2007．
・横山美江編：よくわかる 看護研究の進め方・まとめ方－エキスパートをめざして．医歯薬出版，東京，2005．
・古谷野亘，長田久雄：実証研究の手引き－調査と実験の進め方・まとめ方－．ワールドプランニング，東京，1992．
・東京大学医学部保険社会学教室編：保健・医療・看護調査ハンドブック．東京大学出版会，東京，1992．

| Key Word | ●回収率　●標本誤差　●非標本誤差 |

●データ分析のプロセス

データの点検と入力	→	データの集計	→	データの分析
回答の誤りや漏れをチェックしてから、エクセルなどに入力する		単純集計、クロス集計でデータの分布を調べる		仮説に沿って統計的検定を行う

●実施上注意すべきこと

1．質問紙調査の回収率を高める
- 調査の意義が伝わる依頼状と、わかりやすく答えやすい質問紙を作成する
- 協力を得やすい時期に調査を設定する
- 郵送調査では、回収が少ないと感じたころに一度は督促をする

2．誤差を減らす
- 標本抽出に伴い発生する標本誤差を少なくするよう標本数を増やす
- 回収率の低さ、無回答の多さ、集計ミスなどで発生する非標本誤差を減らすよう注意して調査を行う

●注意したいワーディングの例

❶ くどい表現やあいまいな表現を使わない
　×　あなたはだいたい朝食を食べますか？

❷ 専門用語や略語を使わない
　×　あなたにはDMの既往歴がありますか？

❸ 1つの質問に2つの内容を入れない（ダブルバーレル質問）
　×　この1週間に頭痛や腹痛がありましたか？

❹ 否定形で聞かない
　×　あなたは勉強をしない日がありませんか？

❺ 回答を誘導しない（威光暗示効果）
　×　喫煙は有害だといわれていますが、あなたはたばこを吸いますか？

どんなことを研究するの？

例）介護老人福祉施設の入所者を対象に、主観的幸福感の高さと日常生活動作、人間関係、身体的健康状態との関連を明らかにする

例）生後4か月の子供をもつ母親を対象に、母乳育児の実施と子供の出生順位、母乳育児への関心、サポートなどとの関連を明らかにする

例）外来化学療法を受けている患者を対象に、患者のQOLと他者との交流、役割の遂行、治療生活に対する不安との関連を明らかにする

II 研究方法の特徴と展開

3 疫学研究

1 疫学研究とは

疫学研究とは、感染症や生活習慣病などの疾病の罹患を始めとして、集団におけるさまざまな健康事象の頻度と分布を調べ、その要因を明らかにする研究方法です。

よく知られている例として、1850年代のロンドンでジョン・スノーが行ったコレラの研究があります。ジョン・スノーは、コレラ死亡者の分布状況を住宅地図に綿密に記して調査し、住民が利用していた同じ井戸のポンプの水による経口感染がコレラ流行の原因であることを示しました。コレラ菌が発見される数十年も前のできごとです。

2 特徴

疾病が発生するには何らかの要因があります。疾病発生の前に存在する条件や状態を「曝露」といい、個体要因（年齢、性、体格、健康歴、気質など）と環境要因（社会環境、自然環境）があります。曝露は健康にとって有害な場合だけでなく有益な場合も含みます。

疫学研究の大きな特徴は、集団の健康を焦点として、疾病と曝露要因の関連を明らかにすることです。

集団においてある疾病がどのくらい生じているのか、そして疾病の発生に対象者の心身の状態や生活習慣、環境への曝露がかかわっているのかを科学的に検証します。疫学研究の知見を基盤として、有効な治療法や予防法の検討、あるいは集団の健康の保持・増進に向けた公衆衛生活動の取り組みが行われます。

3 方法

疫学研究は、疫学のサイクルと呼ばれる記述疫学、分析疫学、介入研究の3段階に区分されます。

1）記述疫学

記述疫学は、集団における疾病の発生状態など健康にかかわる事象の頻度や分布を調べ、発生要因の仮説を記述する研究方法です。誰が（who）、いつ（when）、どこで（where）、疾病に罹患したのかを詳しく記述して、実態を把握することを重要視します。前述したジョン・スノーによるコレラの研究は記述疫学に位置づけられます。

2）分析疫学

分析疫学は、健康にかかわる事象の発生要因について、仮説を分析する方法です。

分類として、生態学的研究、横断研究、症例対照研究（ケースコントロール研究）、コホート研究があります。ここでは、特に症例対照研究（ケースコントロール研究）とコホート研究の違いを理解しましょう。

①**生態学的研究**

生態学的研究は、地域や集団を分析単位として、既存の資料から曝露要因と疾病の関連を比較する方法です。例えば、既存資料からがん検診受診率と早期がんの罹患率を調査し、市町村別に比較する場合などが含まれます。

Key Word　●曝露　●疫学のサイクル　●記述疫学　●分析疫学　●介入研究
　　　　　●症例対照研究（ケースコントロール研究）　●コホート研究

疫学研究とは

集団におけるさまざまな健康事象の頻度と分布を調べ、その要因を明らかにし、予防や治療の方法を探る研究方法

●疫学研究の特徴

- 集団の健康を焦点として、疾病と曝露要因の関連を明らかにする
- 疫学研究の知見を基盤に、有効な治療法や予防法の検討、集団の健康の保持・増進に向けた公衆衛生活動の取り組みが行われる
- 他の研究と同一には並べにくく、大規模な研究となる
- 幅広く長期にわたる研究になることが多く、対象や地域の特性を知ることにもなる

●疫学のサイクル

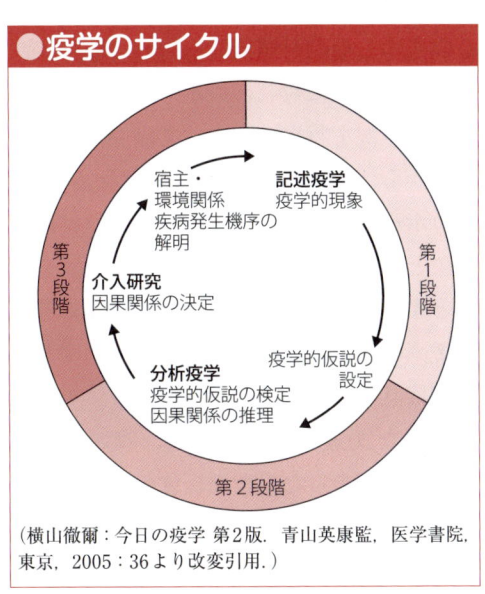

（横山徹爾：今日の疫学 第2版．青山英康監，医学書院，東京，2005：36より改変引用．）

●データ収集方法

データ	疾病や健康事象の頻度と分布に関係するさまざまな情報
収集方法	集団に関する既存資料　集団を対象とした観察、質問紙、面接、健診、実験など

●症例対照研究とコホート研究のデザイン

症例対照研究（ケースコントロール研究）

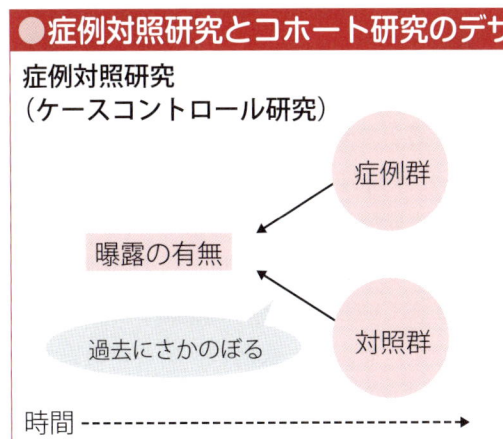

コホート研究

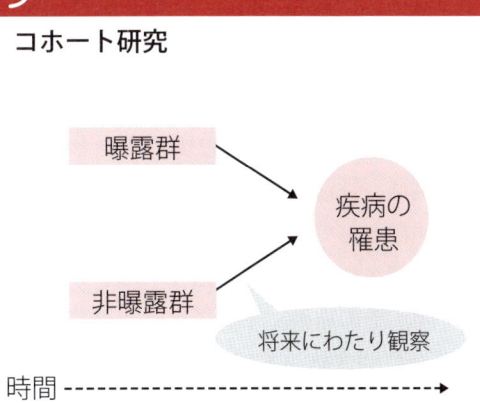

II 研究方法の特徴と展開

②横断研究

横断研究は、ある一時点における曝露要因と疾病の有無との関連を調査する方法です。比較的簡単に正確なデータを得られますが、一時点のみの調査であるため、曝露と疾病発生の関係について、時間の流れに伴う順序性を明らかにすることができません。「曝露の結果として疾病が生じた」と断定的に方向づけない注意が必要です。

③症例対照研究（ケースコントロール研究）

症例対照研究は、研究対象とする疾病をもつ人の群（症例群）ともたない人の群（対照群）を観察し、仮説とした要因に曝露した状況を過去にさかのぼって比較して疾病と曝露の因果関係を推定する方法です。疾病が発生した後に振り返って要因を明らかにすることから、「後ろ向き研究」とも呼びます。対照群にはできるだけ症例群と性や年齢が同じ人を選びます。

症例対照研究では、要因のある群は要因のない群に比べてどのくらい疾病に罹患しやすいかが、オッズ比として推定されます。

皆さんは、乳幼児突然死症候群（sudden infant death syndrome：SIDS）について聞いたことがあるでしょう。それまで健康に過ごしていた子どもが予兆もないままに突然に亡くなるのは、大変痛ましいことです。そこで、SIDSを発症させる危険因子を明らかにするための症例対照研究が、全国規模で行われました。

ある一定期間にSIDSにより死亡した児を症例群、性別や生年月日、住所が近い児を対照群として、危険因子として疑われていた要因への曝露状況を比較するという研究です。その結果、オッズ比はうつぶせ寝の場合に約3倍、人工栄養の場合に約4.8倍、両親の習慣的喫煙がある場合に約4.7倍となり、それぞれSIDSの発症リスクを高めることが示されました。この研究結果は、育児指導をするうえでの科学的根拠として役立てられています。

④コホート研究

コホート研究は、ある疾病の原因だと仮定されている要因に曝露している群（曝露群）と曝露していない群（非曝露群）を将来にわたり観察し、疾病の罹患状況を比較して曝露と疾病の因果関係を分析する方法です。研究の進め方を時間の流れとの関係で見た場合、過去にさかのぼって曝露状況を調査する症例対照研究が「後ろ向き研究」と呼ばれるのに対し、コホート研究は疾病の罹患状況を将来に向かって調査していくことから、「前向き研究」と呼ばれます。

コホート研究では、調査開始時点は研究対象とする疾病に罹患していない集団を対象とするため、非曝露群に対する曝露群の罹患率の比を相対危険度や寄与危険度として直接計算できることが特徴です。

健康な20歳男性を対象に、喫煙している人の群とまったく喫煙経験のない人の群を5年ごとに追跡していき、冠動脈疾患や肺がんの罹患率を調査する場合などが例として挙げられます。曝露と疾病罹患の関係を明らかにしやすい一方で、長期間、集団を追跡調査するため多大な時間や費用、労力が必要です。

3）介入研究

介入研究は、人間を対象とした介入を計画的に行い、疾病の罹患とその原因だと仮定されている要因との関連性を実証する方法です。介入は、疾病の罹患との関係が疑われている有害な要因を取り除く、あるい

Key Word　●後ろ向き研究　●前向き研究　●オッズ比　●相対危険度　●寄与危険度

●症例対照研究とコホート研究の違い

	症例対照研究	コホート研究
方法	症例群と対照群で過去の曝露を比較	曝露群と非曝露群で将来の罹患を比較
観察方向	後ろ向き	前向き
発生頻度の低い疾病	適している	適していない
曝露頻度の低い要因	適していない	適している
相対危険度	オッズ比で推定する	直接計算できる
寄与危険度	計算不可能	直接計算できる
費用、労力	少	多

●データ分析のプロセス

統計手法を用いて分析する

単純集計、クロス集計でデータの分布を調べる

記述疫学	対象とする疾病や健康事象について再集計する 健康事象の分布や頻度を示す地図、年次推移グラフなどを作成、分析する
分析疫学	生態学的研究では散布図や相関係数から分析する 横断研究ではχ^2検定などで2変数の関連を分析し、オッズ比を計算する 症例対照研究ではオッズ比を計算する コホート研究では罹患率、相対危険度、寄与危険度を算出する
介入研究	介入群と非介入群で疾病や健康事象の発生率を比較する

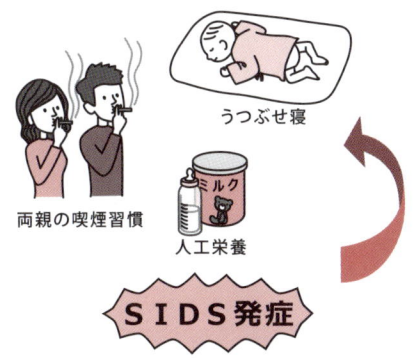

後ろ向き研究　過去を振り返って状況を比較

突然死した乳児の発症原因を過去にさかのぼって考える

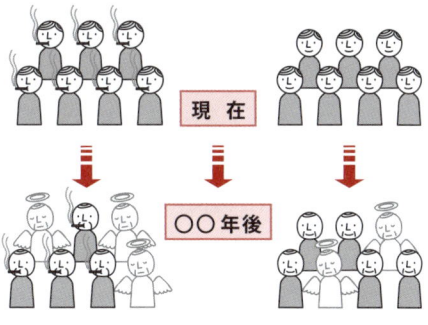

前向き研究　将来に向かって状況を比較

喫煙が身体に及ぼす影響を時間の経過にしたがって観察する

II 研究方法の特徴と展開

は有益な要因を付加するということを行います。人間を対象とするので、有害となる要因を付加する介入はできません。

介入研究では、研究への参加依頼に応じてくれた人々を介入群、非介入群に無作為に割付け、介入を行った後のそれぞれの群の罹患率などを比較します。曝露状況を人為的につくり出し、曝露の有無や程度による罹患状況の変化を実証するため、因果関係を明確にできる有効な方法です。ただし、介入群、非介入群への割付けが無作為に行われることが重要です。

代表的な介入研究の例として、薬の臨床試験があります。自由意志で臨床試験に参加した人々を無作為に2群に割付け、介入群は治療効果が期待される新たな薬剤を使用し、非介入群はその薬剤を使用しないかもしくは偽薬（プラセボ）を使用します。そして、薬剤の有効性や安全性を2群で比較します。

4 実施上注意すべきこと

1）因果関係の判断基準に注意する

疫学研究の目的の1つは、疾病の罹患をはじめとした集団におけるさまざまな健康事象の頻度と分布を調べ、曝露要因との因果関係を明らかにすることです。しかし、「因果関係がある」と述べるには次の判断基準を満たしている必要があります。

①関連の時間性（必須条件）：曝露は必ず結果に先行している

②関連の一致性：時や場所、方法が異なる疫学研究でも同様の結果が認められる

③関連の強固性：曝露の増加でリスクが増加する量-反応関係がある、あるいはオッズ比や相対危険度が高い

④関連の特異性：ある1つの要因が特異的に1つの結果を引き起こす

⑤関連の整合性：要因と結果の関連が既存の理論や知識と矛盾しない

2）倫理的な配慮を十分行う

疫学研究は集団を対象にしており、多数の人々の心身の状態や生活習慣、環境などのデータを扱います。また介入研究では人間への直接的な介入も行います。したがって、対象者の人権や尊厳を十分守るように考えられた研究であることが何より重要です。

文献

- 青山英康監修：今日の疫学 第2版. 医学書院, 東京, 2005.
- John M. Last編：疫学辞典 第3版. 日本疫学会訳, 東京, 2000.
- 横山美江編：よくわかる 看護研究の進め方・まとめ方－エキスパートをめざして. 医歯薬出版, 東京, 2005.
- 文部科学省, 厚生労働省：疫学研究に関する倫理指針（平成14年6月17日）. Available at：http://www.lifescience.mext.go.jp/files/pdf/37_139.pdf#search='疫 学 研 究' Accessed February 10 2010.
- 厚生労働省：乳幼児突然死症候群（SIDS）対策に関する検討報告会（平成10年6月1日）. Available at：http://www1.mhlw.go.jp/houdou/1006/h0601-2.html Accessed February 12 2010.

どんなことを研究するの？

- 例）ある病院において、インフルエンザのワクチン接種群と未接種群でのインフルエンザ発症率を比較する
- 例）ある地域の住民を追跡調査し、死亡、循環器疾患の新規罹患状況、要介護の新規認定状況について調べる（コホート研究）
- 例）5年間の縦断調査に参加した地域高齢者について、高次生活機能（手段的自立、知的能動性、社会的役割）の低下の有無を性格特性別に検討する

| Key Word | ●臨床試験　●偽薬（プラセボ）　●因果関係の判断基準 |

●疫学研究の方法

（1）記述疫学

対象	集団における疾病の発生状態など健康にかかわる事象の頻度や分布
目的	集団の健康状態を記述し、発生要因の仮説を立てる
方法	誰が（who）、いつ（when）、どこで（where）、疾病に罹患したのかを詳しく記述し、実態を把握する

（2）分析疫学

対象	健康にかかわる事象
目的	発生要因の仮説を分析する
方法	①生態学的研究、②横断研究、③症例対照研究（ケースコントロール研究）、④コホート研究によって分析する

・生態学的研究

対象	地域や集団の健康にかかわる事象
目的	曝露要因と疾病の関連を比較する
方法	既存の資料を用いる

・横断研究

対象	個人の健康にかかわる事象
目的	ある一時点における曝露要因と疾病の有無との関連を明らかにする
方法	調査研究を行う

・症例対照研究（ケースコントロール研究）

対象	研究対象とする疾病をもつ人の群（症例群）ともたない人の群（対照群）に分ける
方法	仮説とした要因に曝露した状況を過去にさかのぼって比較し、疾病と曝露の因果関係を推定する。疾病が発生した後に振り返って要因を明らかにすることから、「後ろ向き研究」と呼ばれる

・コホート研究

対象	ある疾病の原因だと仮定されている要因に曝露している群（曝露群）と曝露していない群（非曝露群）に分ける
方法	曝露群と非曝露群を将来にわたって観察し、疾病の罹患状況を比較して曝露と疾病の因果関係を分析する。疾病の罹患状況を将来に向かって調査していくことから、「前向き研究」と呼ばれる

（3）介入研究

対象	個人を対象として介入する
目的	疾病の罹患とその原因だと仮定されている要因との関連性を実証する
方法	疾病の罹患との関係が疑われている有害な要因を取り除く、あるいは有益な要因を付加し、無作為に割付けた介入群、非介入群それぞれの罹患率などを比較する

●実施上注意すべきこと

1．因果関係の判断基準に注意する
- ・関連の時間性（必須条件）
- ・関連の特異性
- ・関連の一致性
- ・関連の整合性
- ・関連の強固性

2．倫理的な配慮を十分行う

Ⅱ 研究方法の特徴と展開

4 実験研究

1 実験研究とは

　実験研究とは、一定の条件を設定し、ある事象に関する1つ以上の変数*を操作したとき、その結果としてどのような変化が起こるかを観察して因果関係を証明する研究方法です。実験研究は仮説を立てることから始まります。
　「AであればBとなる」という仮説について確かめる場合、Aを操作して変化させると必ずそれに引き続いてBも変化するかどうかを数量的データの分析により実証します。操作するAを独立変数、Aの影響を受けて変化するBを従属変数と呼びます。

2 特徴

　実験研究の大きな特徴は独立変数を意図的に操作する点です。調査研究は実験研究と同じように仮説の真偽を確かめたり数量的データを扱いますが、特性や事象そのものが独立変数となりそれに操作を加えることはありません。
　また、実験研究では明らかにしたい事象だけを他の条件と切り離して制御できるため、はっきりとした因果関係を説明することができます。なかでも、無作為に対象者を実験群と対照群の2群に割り当てて実験的操作や介入を行い、その結果を比較する無作為化比較試験（randomized controlled trial：RCT）は強い説明力をもちます。
　看護の分野でも、看護ケアの根拠を科学的に明らかにしたい場合や、看護ケアの効果を確かめたい場合に実験が用いられています。
　しかし、看護の対象が人間であるため、対照群を設けたり、対象者の割り当てを無作為にすることがやむを得ずにできないことがあります。このようなときは準実験研究と呼びます。

3 方法

　実験研究の方法には、単一グループ法と2つ以上のグループを用いて行う方法の2通りあります。
　単一グループ法は、実験群のみを設定し、実験的操作を行う前後の変化を比較します。例えば、"マッサージによるリラックス効果"など、臨床で実践されている看護ケアの効果を確かめたいときに用いられます。この場合には、リラックス効果を測定する指標（自律神経系や血圧、主観的評価など）を設定し、マッサージを実施する前後での変化を比較します。
　一方、2つ以上のグループを用いて行う方法は、実験群と対照群を設定し、実験群における変化を対照群と比較します。この方法を中心にもう少し詳しく説明しましょう。

1）対象の割り当て

　実験群とは、実験的操作を行うグループです。対照群とは、操作を行わないという点以外は実験群と同じ特性をもつグループです。操作する独立変数の影響だけを明らかにするため、他の変数の影響が出ないよ

＊変数：数量に置き換えられた研究のもとになるもの。データや情報など

Key Word　●因果関係　●実験群と対照群　●実験的操作　●無作為化比較試験　●準実験研究

実験研究とは

一定の条件を設定し、ある事象に関して人為的な操作（実験）を加えて、その結果としてどのような変化が起こるかを観察して因果関係を証明する研究方法

●実験研究の特徴

・独立変数を意図的に操作する

・明らかにしたい事象だけを他の条件と切り離して制御できるため、はっきりとした因果関係を説明することができる

・対象者を無作為に実験群と対照群の2群に割り当てて実験的操作や介入を行い、その結果を比較する無作為化比較試験は強い説明力をもつ

●実験研究の方法

（1）単一グループ法

対象	単一のグループ
目的	一群（実験群）に実験的操作を行い前後の変化を比較する
方法	実験群のみ設定し、効果を確認する指標を設定し、実験的操作前後の変化を比較する

（2）2つ以上のグループを用いて行う方法

対象	2つ以上のグループ
目的	実験的操作による変化を対照群と比較する
方法	実験群と対照群を設定し、実験群における変化を対照群と比較する

●対象の割り当て方法

❶ 対象者を無作為に抽出して、実験群と対照群それぞれに無作為に割り当てる

❷ 結果に影響する可能性がある変数が実験群と対照群でつり合うように割り当てる

❸ 1つの群が実験群と対照群両方に参加するよう割り当てる

❹ 実験操作の順序が影響しないように半分ずつ操作順序を変えて割り当てる

II 研究方法の特徴と展開

うに条件を統一することを統制（コントロール）といいます。

対象者を実験群と対照群に割り当てるとき、以下のような方法があります。
① 無作為に抽出した対象者を実験群、対照群それぞれに無作為に割り当てる
② 実験群と対照群の間で、結果に影響を及ぼす可能性をもつと考えられる変数（年齢、性別など）がつり合うように割り当てる
③ 1つの群に実験群と対照群両方に参加してもらう
④ 実験的操作の順序の影響が出ないように半分ずつ操作順序をかえて割り当てる

①のように無作為に割り当てることが最も望ましいのですが、②～④のように工夫することでも統制を図ることができます。

例として、"新たに検討された足浴法（温水に物質Aを加える）による保温の効果を確かめる実験"のデザインを示しました。

2）データ収集

データ収集では、実験的操作の影響を見極められるように正確なデータをいかに集めるかが重要です。そのためには、実際に実験を行うときにも方法や条件の統制（コントロール）を十分に行い、他の変数の影響が出ないようにします。

まず、精密な測定用具と正確な操作手順を用いて実験を行います。温度計や血流量計など、使用する機械、器具、材料、薬剤はすべて精度に信頼のおけるものを選択します。

手順については、例に挙げた"新たに検討された足浴法による保温の効果を確かめる実験"の場合では、実験前に行う実験室や対象者の準備、足浴の温度・時間・部位・方法、皮膚温や深部温、血流量の測定方法など、そのプロセスを誰もが正確に行えるように詳細に組み立てます。

また、すべての実験は同じ条件のもとで行います。今回の例では、実験を行う部屋の温度と湿度などの環境、対象者の安静の状況などを一定にします。先に挙げた"マッサージによるリラックス効果"のようにマッサージ技術の差が結果に影響すると考えられる場合には、実験者の手技を同じレベルに整えておきます。

「新たに検討された足浴法は従来の足浴法よりも保温効果が持続するであろう」と実験者や対象者が予測しながら実験を行うと結果に影響することがあるので、それに対する注意も必要です。どちらの方法が行われているのかを対象者に知らせずに実験する場合を盲検法、対象者と実験者双方ともに知らせないで実験する場合を二重盲検法と呼びます。

あるいは、足浴の温度を38℃、40℃、42℃と変化させて実験をしたい場合、変化させる温度の種類を水準と呼びます。対象者全員に38℃→40℃→42℃の順番で足浴を行うと順番による影響が出る可能性があるため、40℃→42℃→38℃や42℃→38℃→40℃など、水準の割り当てが一定にならないように工夫します。

このように、さまざまな変数の影響を排除しながら、実験の方法や条件を一定にそろえて実験的操作の結果としての正確なデータを得るようにします。実験研究のデータ収集には再現性が求められます。本実験の前には必ず予備実験を行い、方法や条件に問題がないかを慎重に確かめておくことが重要です。

| Key Word | ●統制（コントロール） ●盲検法 ●二重盲検法 ●再現性 |

●データ収集方法

データ	対象者の、あらかじめ設定した実験前、実験後の情報（効果の指標）
収集方法	精密な測定用具を用いて、正確な操作手順で対象者から情報を収集する。環境や対象の条件、実験者の手技など、同じ条件のもとで実験が行われるよう十分配慮する

●実験研究の展開例

新たに検討された足浴法（温水に物質Aを加える）による保温の効果を調べる

対象：実験への協力を得られた20名
　　　20名には実験群、対照群両方に参加してもらう
　　　10名は実験群→対照群、残りの10名は対照群→実験群に無作為に割り当てる
　　　年齢、性別、冷え性の有無など同じ条件の人をそろえる
効果の指標：末梢皮膚温、深部温、皮膚血流量（足浴前、15分後、30分後）

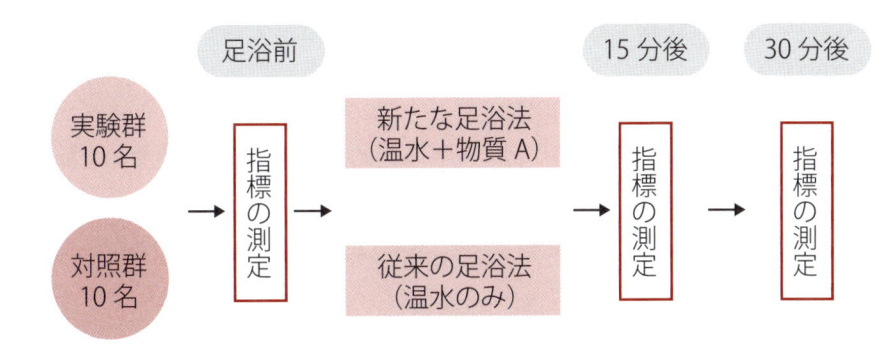

```
                    足浴前                        15分後      30分後

実験群              指          新たな足浴法      指          指
10名                標          (温水＋物質A)     標          標
                    の    →                  →  の    →    の
                    測                            測          測
対照群              定          従来の足浴法      定          定
10名                            (温水のみ)
```

※実験終了後、実験群、対照群を入れ替えて同じ実験を再度行う
※実験研究の分析には統計を用いるため、対象者の数はできるだけ多いほうがいいが、許容される結果の誤差範囲や、実験者が実施可能な実験の規模などを考慮して決める

どんなことを研究するの？

例）ラベンダーオイルを用いた足浴の有効性を実証するために、オイルを用いた群と用いない群で比較する
例）早産児における、直接母乳開始までの電動搾乳機の有効性を実証するために、電動搾乳機を毎日使用する群と、用手搾乳または手動搾乳機を使用する群で比較する
例）採血部位を消毒した後に指先で触れることによる細菌伝播の可能性について実証するために、消毒後の肘窩に指先を消毒して接触させる群と消毒しないで接触させる群で比較する

Ⅱ 研究方法の特徴と展開

3）分析方法

　実験結果は数量的データで表わされるため、統計手法を用いて分析します。最初に、測定値の代表値を平均値や中央値など、何にするのかを決め、結果の傾向を全体的に見てみます。次に、独立変数の操作で生じた従属変数の変化は統計的に意味をもつ変化なのかを、実験群と対照群の2群間の比較を行う検定で分析します。

　前述の、"新たに検討された足浴法（温水に物質Aを加える）と従来の足浴法（温水のみ）で、皮膚の温度や血流量に違いがあるかどうかを調べる実験例"では、対応のある t 検定[*1]または分散分析[*2]で検定します。別の新たな足浴法（温水に物質Bを加える）も入れて3群で比較する場合は、分散分析を用います。

　測定値の尺度の水準（名義尺度、順序尺度、間隔尺度、比率尺度、p.75表参照）により、使用する検定方法が異なるので確認しましょう。

4 実施上注意すべきこと

1）誤差を少なくする

　実験ではデータの正確さが重要です。データの誤差には、実験を行うなかで偶然に生じてしまう偶然誤差と、実験手順の違いや未熟さ、実験に対する対象者の学習や慣れなどで生じる系統誤差があります。

　偶然誤差は、測定を複数回繰り返すことにより分布の推定が可能となりますが、系統誤差を少なくするには、対象者の選び方や実験の方法、条件を綿密に計画します。

2）倫理的な配慮を十分に行う

　看護は人間を対象とした学問領域であるため、看護研究で行う実験のほとんどが人間を対象にして実験的操作や介入を行います。したがって、研究を行う前の説明と同意が必ず必要です。

　また、対象者に有害な実験はもちろん、不利益を生じさせるような実験を行うことは倫理的に許されません。臨床場面で患者を対象として新たな看護ケアの効果を検証したいとき、新たな看護ケアを実施するグループを実験群、何も実施しないグループを対照群とすることも考えられます。しかし、何もケアを実施しないことは患者にとっての不利益につながるので、対照群では従来の看護ケアを実施するように設定する場合が多いでしょう。

　「看護研究はよりよい看護ケアを探究するために行う」という本来の目的を忘れずに、実験が倫理的配慮を十分に満たしているかを自ら問いかけることが必要です。

文献
・古谷野亘，長田久雄：実証研究の手引き－調査と実験の進め方・まとめ方－．ワールドプランニング，東京，1992：91－94．
・横山美江編：よくわかる 看護研究の進め方・まとめ方－エキスパートをめざして．医歯薬出版，東京，2005．

＊1：研究対象とした2群間の差の有無を平均値の差を使って行う検定
＊2：研究対象とした3群以上の差の有無を平均値の差を使って行う検定

Key Word ●代表値 ●平均値 ●中央値 ●t検定 ●分散分析

●データ分析のプロセス

統計手法を用いて分析する

測定値の代表値を決める
・平均値 or 中央値など

↓

独立変数の操作で生じた従属変数の変化は統計的に意味をもつ変化なのか？
・実験群と対照群の比較を行う検定で分析（t検定、分散分析など）

●実施上注意すべきこと

1．誤差を少なくする
　・実験を行うなかで偶然に生じてしまう偶然誤差
　　→測定の繰り返しによって分布の推定が可能になる
　・実験手順の違いや未熟さ、実験に対する対象者の学習や慣れで生じる系統誤差
　　→対象者の選び方や実験の方法、条件を綿密に計画する

2．倫理的な配慮を十分に行う
　・対象者に有害な実験、不利益を生じさせるような実験は避ける

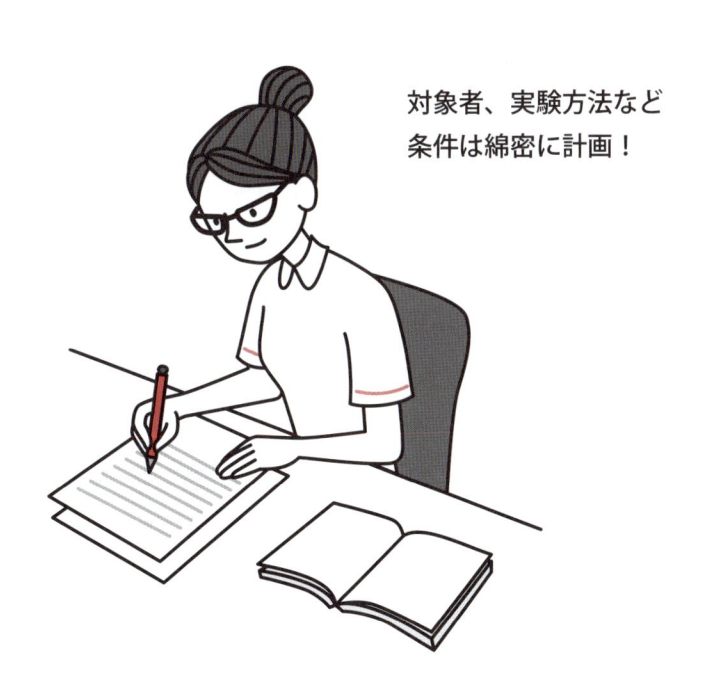

対象者、実験方法など条件は綿密に計画！

Ⅱ 研究方法の特徴と展開

5 事例研究

1 事例研究とは

　個人や集団、あるいは組織や社会を1つの単位として対象とし、深くかつ徹底的に分析する研究方法です。対象が個でも集団でも、対象の個別性に立脚する研究は事例研究（ケーススタディ）となります。

　また、事例研究という言葉は、研究を目的とする場合にも学習を目的とする場合にも用いられるため、日本では混乱が生じているという見方もあります。

　学習を目的とした事例研究の場合は、ケーススタディ、ケースレポート、ケアスタディ、事例報告などとも呼ばれています。多くは看護上の問題点や相互作用に困難を感じたケースについて、ケアの終了後に改めてかかわり方や反応を文献と照合して分析し、対象者を理解するための糸口やケアの改善点などを見いだすために行われます。一般的に、患者へのケアの振り返りを目的にして、看護の実践結果がそのまま研究の成果となります。ある問題の始めから終わりまでの一連のプロセスを扱うヒストリカルスタディは、学生が展開した看護過程を振り返る課題として必須であるともいえます。

　一方、研究目的の事例研究では、そのケースに「何が起きているのか」やその特定の状態が「どのようになっているのか」など、特定の看護介入に焦点を当てて変化（効果）を明らかにしようとする記述的な研究となります。

　その結果、新たな知識や普遍的な法則性を見いだそうとしていること、リサーチ・クエスチョンを基に、研究プロセスを積み上げて結果を導き出すことが条件となります。事例検討と異なり研究であるためには、研究の視点が定まっていることが重要だといわれています。

　そのため、事例研究のための文献検討により、研究の枠組み、どのような視点から現象に迫ろうとしているのかを提示する必要があります。例えば誤薬など、ある出来事について注目し、その原因や対策を探究しようとするインシデントスタディは、研究目的の事例研究と考えてよいでしょう。

2 特徴

　事例研究の特徴をメリットとデメリットに分けてみてみましょう。

1）メリット

　事例研究は疾病だけではなく人間全体をとらえようとする試みです。また、対象となる個人、施設、集団の数は限られますが、詳密な分析が可能です。看護状況を説明する概念が必要とされる現在においては、事例研究の蓄積が求められています。

　また、対象の示す生物学的、心理学的、社会的な要素を把握することができます。すなわち、対象者の状況、思想、感情、行為（過去および現在）、環境などについての理解が深まり、それらの関係性についての知識を得ることができます。そのため、関係性の推測から仮説検証研究へと発展させることも可能です。

　事例研究では、経験を生かした看護の質

Key Word ●ケーススタディ ●ケースレポート ●ケアスタディ ●事例報告
●リサーチ・クエスチョン

事例研究とは

個人や集団、あるいは組織や社会を1つの単位として対象（事例）とし、対象（事例）の個別性に焦点を置き、その対象（事例）に含まれている問題を徹底的に分析し、役立つ理論や方法を見つけて一般化する研究方法。学習を目的とした場合は、ケーススタディ、ケースレポート、ケアスタディ、事例報告ともいう

●事例研究のポイント

❶ 何らかのケアや現象をテーマとして、今後の知識として伝えたほうがよいテーマを見つけ出し、そのポイントが伝わるように整理していくプロセスである

❷ 多くは、対象者を理解し、看護師の自己理解を深めることや日々のケアの質の向上、看護師の臨床能力の向上を目指す

❸ 実践を系統的に整理することにより、患者が違っても共通すると思われるような臨床判断の知識を伝えること、引き出すことがポイントになる

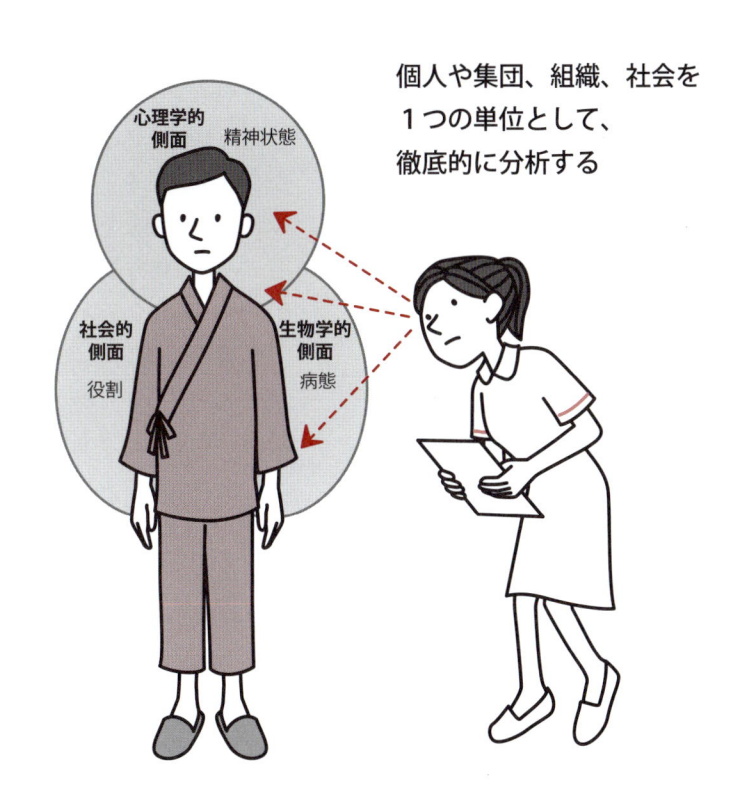

個人や集団、組織、社会を1つの単位として、徹底的に分析する

心理学的側面　精神状態
社会的側面　役割
生物学的側面　病態

Ⅱ 研究方法の特徴と展開

の向上と効率化が可能です。看護の経験の積み重ねにより失敗の繰り返しを避け、ケアの方向性を見いだしやすくなります。

2）デメリット

一方、事例研究には、対象を知れば知るほど主観が入り込み、分析にバイアスがかかる危険性があります。

また、データ収集の方法については、1人ずつ異なる対象者のため個別性があり、追試が困難であるため、同じ方法でもまったく同じ結果を得られるとは限りません。再現性に問題があります。

加えて、研究の結果導き出された結果の一般化には限界があります。対照群を用いた広い観点から調査して考察することは不可能なため、（再現性と同様に）一般化や普遍化に限界があると考えられます。

3 方法

1）事例研究の方向性

①目的的研究

目標・計画・実施（介入）・評価のプロセスで、看護過程の展開そのものともいえます。介入する前後の状態を比較し、工夫を加えたケアの効果を実証していく研究です。

②結果的研究

対象の変化に追随して、変化の原因を明らかにしようとする場合や、何らかの法則性を見いだそうとする場合に行われます。学生が事例研究で、実習後の振り返りをする場合は結果的研究と考えられます。

2）データ収集の多様性

事例研究では、明確かつ特異的な方法はないとされています。その人（あるいは集団）を深く理解するために、質問紙法、面接法、観察法、生理学的測定法、私的文書、記録類などさまざまな種類のデータの選択や組み合わせが必要になるからです。

評価用具として、自己チェックや標準化されたテスト用紙を用いることも可能です。例えば、長期入院患者の退院促進を目指した介入研究では、前後にリハビリテーション評価尺度（REHAB）を用いて患者の状態を確認する方法をとります。

事例研究の場合、対象者の様子を観察するだけの研究者として、その場所に居合わせるのは難しいかもしれません。そこで、看護ケアを提供しながら、対象者の変化の様子を研究者の目で観察する方法（参加観察）が多用されています。

参加観察のためには、まず施設や病棟などの新しい人的や物理的な環境に調査者自身が慣れることが必要です。そして、対象者からデータを収集できるような観察記録用紙やインタビュー様式を作成して、実際に記入してみる必要があります。このようなプリテストを通すことで、何をいつ観察すればよいのかという自身のトレーニングとデータ収集方法の精選ができるはずです。

3）ケーススタディ

学習を目的とした事例研究といわれるケーススタディについて、看護展開との関係から考えてみましょう。実習のときのことを思い出してみてください。

実習では、アセスメントの結果から看護診断あるいは看護問題を挙げ、それぞれに到達目標が設定されます。そして、その目標を達成するためのプランの実践と日々の評価に基づいて、看護計画全体の評価と修正を行います。

実習が終了した後に、ケーススタディとして得た学びを整理することは、過ぎてし

| Key Word | ●目的的研究　●結果的研究　●参加観察 |

●事例研究の特徴

メリット

- 疾病だけではなく人間全体をとらえようとする試みである
- 対象となる個人、施設、集団の数が限られるが、詳密な分析が可能である
- 対象者の状況、思想、感情、行為（過去および現在）、環境などについての理解が深まり、それらの関係性がとらえられる
- 関係性の推測から仮説検証研究へと発展する可能性がある
- 経験を生かした看護の質の向上と効率化が見込める

デメリット

- 主観が入り込み、分析にバイアスがかかる危険性がある
- データの再現性に問題がある
- 広い観点から調査し考察することが不可能なため、一般化に限界がある

●データ収集方法

データ	さまざまな収集方法によって得られたその人（あるいは集団）に関すること（状況、思想、感情、行為、環境など）
収集方法	明確かつ特異的な方法はない。質問紙法、面接法、観察法、生理学的測定法、私的文書、記録類などさまざまな種類のデータの選択や組み合わせが必要

●事例研究の方向性

目的的研究	結果的研究
・目標・計画・実施（介入）・評価のプロセスをふむ ・介入する前後の状態を比較し、工夫を加えたケアの効果を実証する	・対象の変化に追随して、変化の原因を明らかにしようとする場合や、何らかの法則性を見いだそうとする場合に行う ・学生の実習後の振り返りとして行う事例研究は結果的研究にあたる

どんなことを研究するの？

例）非経口の栄養摂取から経口摂取を確立した事例と、嚥下機能には問題がないものの経口摂取が進まなかった事例を比較し、経口摂取の確立に影響を及ぼす因子を検討する
例）終末期がん患者の在宅生活を支援した事例から、患者家族の在宅介護に関する意思の変化を分析する
例）幼児のアトピー性皮膚炎に伴う睡眠障害の軽減に努めた看護を振り返って分析する

II 研究方法の特徴と展開

まった経過のなかから、自分の看護を振り返る貴重な機会になります。

しかし、実習の2週間で行った患者さん（対象者）への多くのケアやかかわり、悩んだことや考えたことのなかで、いったい何についてまとめればよいのでしょうか。「なぜケアがうまくいかなかったのか」「自分のかかわり方を、それぞれの対象者に目を向けて考えたいのか」「相手の心理状態をもう少し理解してみたいのか」。このようなことが挙げられるのではないでしょうか。

また、いくつかの看護問題のなかから、研究対象として注目した理由は何でしょうか。この点はケーススタディをまとめる動機として大事なことですので、はっきりさせておくとよいでしょう。ケーススタディは表のように整理していきます。

事例を理解したり、自分のかかわりを振り返ったり、評価することを目標としていることが多いので、「事例紹介、事例の背景、病歴および現在の状態、看護計画、実施結果、考察」などの内容を含んでいます。

ケーススタディをまとめるにあたっては、日々の実習に関するすべての記録をていねいに見直してみましょう。実習中に実施したことや患者さんのバイタルサインなどのデータの他に、言語的・非言語的な反応（Oプランを実施して得られたデータ）を詳細に記録しておくことが重要です。実習中に使用した記録はすべて活用し、記憶をたどり、患者さんの様子を思い出してみてください。忙しく過ぎてしまった時間のなかで、見逃してしまった対象者の反応、表情に気づき、文献と照合することで、また別の解釈が生まれるかもしれません。

4 実施上注意すべきこと

結果を得て分析し考察するためには、評価の手段が必要です。評価するためには、変化を知るための状態、つまり、事例研究を始める前の患者さんの状態（ベースライン＝基礎データ）を把握しておくことが重要です。

例えば、夕方に徘徊する患者さんに対して、以前に経験していた手芸に類似した簡単な作業をお願いして、夕方近くの1時間を一緒に行う、というプランを立てたとします。

その場合、何も介入しない状態で、その時間帯の徘徊の様子や回数、範囲、動作などを、項目を決めて詳細に把握しておく必要があります。これがベースライン・データになります。

一緒の作業をしたときに同じ項目を観察し、その増減で評価することになります。行ったケアの効果を検証しようとしても、介入前のデータがない場合は、比較検討ができません。目的をもって事例研究を行う場合には、何を観察し評価すればよいのかが重要なポイントになります。

さらに、介入をやめた後の戻り具合（リバースフェイズ）からもケアの効果を見ることができます。学生の卒業研究などの場合には時間の制約もありますので、2週間から1か月を介入前のデータ収集にあて、残りの期間に介入を行って比較することが多いのではないでしょうか。

文献

・野嶋佐由美, 井上幸子ほか編：看護における研究 第2版. 日本看護協会出版会, 東京, 2005：91-93.
・名郷直樹：臨床研究のABC. メディカルサイエンス社, 東京, 2009：51.

Key Word ●ケーススタディ　●ベースライン（基礎データ）　●リバースフェイズ

●ベースラインとリバースフェイズ

対象（事例）の介入前の状態　**ここが重要！** → ベースライン → 介入期間（ケアの変更） → リバースフェイズ → 介入後の状態　実施後の状態だけに注目してはいけない

●ケーススタディの整理方法

●ケーススタディ
テーマ：まとめたい内容を表すようなキーワードを含める
患者紹介
病名
治療に関する情報
身体状態
社会的状態
心理状態
病気の受け止めかた
ケーススタディとしてまとめるにあたり取り上げた問題とその理由
目標と計画
結果（となる計画の実践経過）
プランを実施して効果的だったのかどうかがわかるよう、生理的・身体的変化だけでなく患者の言語的・非言語的反応を含めて記述する
評価
目標は達成されたか否か達成できなかったのはなぜか
考察
結果から解釈できること、文献と照合して気づいたことなど
結論

●データ分析のプロセス

収集した情報内容例

①対象（事例）の生活環境：
　年齢、性別、家族、住居など
②対象（事例）の健康状態：
　体格、既往歴、家族歴、食事習慣など
③対象（事例）の疾病に関する状況：
　主訴、現病歴、治療方針、症状と経過など
④対象（事例）の心理的・社会的状況：
　感情、職業、経済、家族関係、疾患の理解度、治療の受け入れ、趣味、その人の強み
⑤対象（事例）への看護の実際：看護過程の展開

収集したデータ（情報）分析のプロセス

研究の中心となる対象の問題点をデータから明らかにする
↓
明らかにされた問題点が実践（看護）によって解決された筋道、事実を分析・整理する
↓
分析・整理したものの解釈の焦点は対象（事例）自身に置く
↓
研究結果の一般化

※事例研究は個々についての研究であるが、結果は一般化されて他者に伝えなければならない

●実施上注意すべきこと

1．事例研究を始める前の患者の状態（ベースライン＝基礎データ）を把握しておく
　観察するポイントを決めたら、何も介入しない状態での頻度や状態を把握しておく

2．介入をやめた後の戻り具合（リバースフェイズ）からもケアの効果を見る

II 研究方法の特徴と展開

6 グラウンデッド・セオリー・アプローチ

1 グラウンデッド・セオリー・アプローチとは

　グラウンデッド・セオリー・アプローチは、質的な分析方法の1つであり、プロセスや構成要素、用いられる方略などが明確になっていない現象を記述し、分析し、コアとなる概念を見いだすために用いられる研究方法です。社会学者のB.G. GlaserとA.L. Straussが行った、がん患者の終末の認識に関する研究（日本で紹介されている著書は『Barney G. Glaser, Anselm L. Strauss著、木下康仁訳：死のアウェアネス理論と看護―死の認識と終末期ケア．医学書院，東京，1988．』があります）から生み出されたものです。

　フィールドでデータを収集し、そのデータに基づいて（グラウンデッドして）理論が構築されるため、グラウンデッド・セオリーと呼ばれています。

　また、ここでいうセオリーとは、見いだされた概念の関係を明らかにすることや、現象を説明するにあたり系統的な観点を示すことを表しています。

　Straussは、1990年にJ. Corbinと共著で、さらに、Glaserも1992年にグラウンデッド・セオリーの著書を出版しました。それにより、グラウンデッド・セオリーは、大きくGlaser版とStrauss版と呼ばれる2つのアプローチに分かれました。また、日本においては木下が修正版グラウンデッド・セオリー・アプローチを著しています。

　グラウンデッド・セオリー・アプローチは、シンボリック相互作用論を理論的基礎としています。シンボリック相互作用論とは、人が他者との間で、どのようにお互いの行為を解釈し、自分自身の行動を再編成するのかを説明した理論であり、行動の再編成は社会的役割の遂行として表れます。

　グラウンデッド・セオリー・アプローチは、シンボリック相互作用論を基礎とするだけに、相互に作用する役割に着目して研究します。

2 特徴

　グラウンデッド・セオリー・アプローチは、他の質的研究、例えば現象学的アプローチやエスノグラフィーと比較すると、時間によって変化する現象の段階や様相を明らかにする（プロセスを明らかにする）ことや、現象を理解することを目的として用いられます。

　そして、その結果として、理論を生成します。見いだされた理論は、「○○患者の……」や「○○外来における……」というように、ある状況に限定的で、実践的な理論となります。

　また、収集したデータを一斉に分析するのではなく、データ収集と分析が相互に作用する分析方法を用います。

3 方法

1）対象

　研究対象は、人であり、データ資源はインタビューで得られた回答、参加または非参加観察で得られたデータ、日記に記載さ

Key Word　●現象学的アプローチ　●エスノグラフィー

グラウンデッド・セオリー・アプローチとは

質的な分析方法の1つであり、プロセスや構成要素、用いられる方略などが明確になっていない現象を記述し、それを分析し、コアとなる概念を見いだす研究。フィールドで収集したデータに基づいて（グラウンデッドして）理論を構築する

●グラウンデッド・セオリー・アプローチの特徴

・時間によって変化する現象の段階や様相を明らかにすること（プロセスを明らかにすること）、現象を理解することを目的としている

・見いだされた理論は、「○○患者の・・・」や「○○外来における・・・」と、ある状況に限定的で、実践的である

・アプローチの方法は、大きくGlaser版とStrauss版の2つに分かれる

・収集したデータは、一斉に分析するのではなく、データ収集と分析が相互に作用する分析方法を用いる

●データ分析の例

修正版グラウンデッド・セオリー・アプローチを用いたB氏のデータ分析例
（「外傷性脳損傷を負った若年男性を介護する母親の心理社会的プロセス」の研究より）

データ	概念No	概念
はじめは、すぐ治るようなつもりでした。[(1)] 受傷後、半年で障害者手帳をもらうことができるんですね。すぐには治らないんだから、手帳を最大限に活用しよう、意地を張らないで、福祉を利用して、彼がうまく生活できるようにしてあげようと思うようになりました。[(2)] 援助があれば、それを使って生活していきたいなと思うようになりました。[(3)] 半年ちょっと過ぎてからですね。そう思うようになったのは。半年までは、すぐに元気になれるとしか考えなかった。交通事故を起こしても、元気になっちゃう人がいるじゃないですか。[(4)] でも、病院の中には長くかかっている患者さんがいるので、やはり長くみていかなくちゃいけないという気持ちになってきました。[(5)]	1 12 12 1 16	「すぐによくなる」という状態の認識 「援助を受けよう」援助を受けることに値する状態との認識、援助を受け入れる 「すぐによくなる」という状態の認識 「回復には時間を要す」他の患者の状態から予後予測をする

下線部は分析に用いたデータを示し、（　）内の数字はデータ番号を示す
概念Noは、B氏より先に分析を行ったA氏のデータで見いだされた概念番号と同じ番号を用いる。B氏の分析で新たに見いだされた概念は、A氏で見いだされた概念の最後の番号に続く番号とする

Ⅱ 研究方法の特徴と展開

れた事項、フィールドノートに記録された会話などになります。

　対象者の背景や数などをあらかじめ決めるのではなく、最初の面接や観察で得られたデータを分析することにより出現した考えから、次の面接や観察を発展させていきます。後に分析方法（p.44参照）で述べる、継続的比較分析により得られたカテゴリーが、対象の背景や状況などによって影響を受けるのかどうかを検討するために、次の研究対象を選択します。これを理論的サンプリングといいます。

　このようにグラウンデッド・セオリー・アプローチでは、研究が進むにつれて、データ収集の焦点が明確になっていくのです。データの収集は、理論的飽和＊と呼ばれる状態に達し、見いだされたカテゴリー間の結びつきが安定するまで続けます。

2）データ収集方法

　しばしば用いられる方法は、インタビューと観察法です。グラウンデッド・セオリー・アプローチは、明らかになっていない構成要素やプロセスを明らかにすることが目的ですから、インタビューや観察は半構造的、あるいは非構造的に行います。

①面接（インタビュー）

　半構造的面接は、研究課題全体をカバーするように焦点を当てた面接ガイドを作成して行います。「はい」「いいえ」で答えてもらうのではなく、「○○について、あなたのこれまでの経験を話してください」「○○のとき、あなたはどのような気持ちになりましたか」など、オープンな質問で、対象者にできる限り語ってもらうようにします。面接ガイドで用意した項目をその順に質問する必要はなく、対象者の語りによって変更しても構いません。また、ガイドにない質問をしても構いません。

　非構造的面接は、研究に関連する広い分野について一般的な質問で開始します。研究課題について研究者自身の質問リストをもちますが、そのまま問うのではなく、対象者の回答を研究課題に結びつけながら次の質問を考えるという方法をとります。

　回答は、対象者の承諾を得て録音をします。

②観察

　調査する場所（フィールド）で、見たこと、聞いたこと、感じたことを記載する方法で、参加観察で行います。

　参加観察は、実際の研究対象とする場面に研究者が参加しながらデータ収集を行うもので、参加の程度には、「完全なる参加者」「参加者としての観察者」「観察者としての参加者」「完全なる観察者」があります。

　グラウンデッド・セオリー・アプローチでは、場面に参加しながらも観察が中心となる「参加者としての観察者」と、活動をともに行いながら観察をする「観察者としての参加者」が用いられます。参加観察は面接と同様、観察のガイドやリストのようなものを準備し、その後の観察内容を考えながら意識して観察し記録します。

3）分析方法

　グラウンデッド・セオリー・アプローチでは、分析しながらデータを収集する（理論的サンプリング）という特徴があります。分析は以下のプロセスで行います。

＊理論的飽和：そのデータからはそれ以上新しいテーマやパターン、あるいは概念が出現しない時点のこと

| Key Word | ●継続的比較分析　●理論的サンプリング　●理論的飽和　●半構造的　●非構造的 |

●データ収集方法

データ	インタビューで得られた回答、参加または非参加観察で得られたデータ、日記に記載された事項、フィールドノートに記録された会話 ←・対象者の背景や数などはあらかじめ決めない 　・最初の面接や観察で得られたデータを分析し、次の面接や観察へ発展させる
収集方法	面接（インタビュー）、参加観察（参加者としての観察者、観察者としての参加者）など ←・インタビューでは、対象者の回答を研究課題に結びつけながら次の質問を考える 　・観察では、ガイドやリストを準備し、その後の観察内容を考えながら観察する 　・理論的飽和と呼ばれる状態に達し、見いだされたカテゴリー間の結びつきが安定するまで続ける

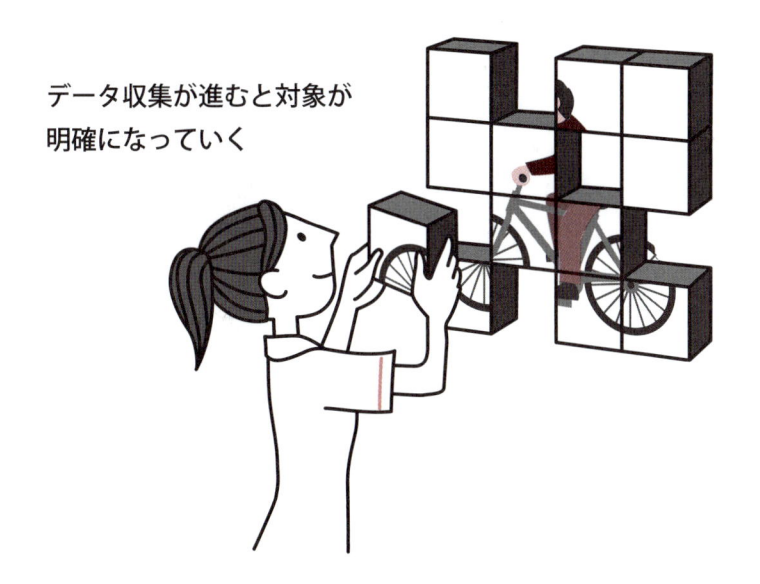

データ収集が進むと対象が明確になっていく

どんなことを研究するの？

例）ALS（筋萎縮性側索硬化症）患者が人工呼吸器を装着することを決定するまでに、どのような心理的な経過を経るのか、その過程を明らかにする

例）看護学生が臨地実習で受け持ち患者と人間関係を築く際、どのような経過をたどるのか、その過程を明らかにする

例）脳の損傷により昏睡に陥った患者の家族は、患者の意識が回復するまでの間、どのような経験をするのかを明らかにする

II 研究方法の特徴と展開

①オープンコーディング

面接で得られたデータから作成した逐語録や観察で得られた記録（フィールドノート）の内容をよく読み、コード化します。この、コード化していく作業のことをコーディングといいます。どのデータからどのコードが生じたのかがわかるように、データには番号をつけておきます。

Strauss版の場合、データの中にあるそのままの言葉、対象者自身が使った言葉を生かして抜き出し、それをコードのラベルとしていきます。Glaser版では、6つのC（Cause：原因、Context：背景、Contingency：偶然性、Consequence：帰結、Covariance：共変動、Condition：状況）に注意を払いながらコード化します。どちらも1行1行を検討してコーディングします。

一方、木下による修正版では、1行とは限らず、場合によっては数行に及ぶいくつかの文章から対象者の意図を読み取り、コード化します（修正版グラウンデッド・セオリー・アプローチ）。

いずれの場合も、検討中に思ったこと、アイデア、疑問などをノートに書き留めます。これを理論的メモと呼び、カテゴリー間の関係性を検討する際、理論的サンプリングをする際に活用します。

②カテゴリーの生成

コーディングが終わったら、コードだけの一覧を作成します。コードの一覧表をよく読み、似たような特徴をもつコードをグループにします。グループの内容を自分以外の人にわかってもらえるように名前をつけます。これをカテゴリーと呼びます。

カテゴリーを生成したら、そのカテゴリーで他のケースを説明できるのか、他の状況でも説明できるのか、逆のカテゴリーが存在するのかなど、比較を続けていきます。これを継続的比較分析と呼びます。その結果として、次の対象者の選択（理論的サンプリング）を行います。

③選択的コーディング

継続的比較分析を通して、カテゴリーの定義とサブカテゴリーを明確にしていきます。また、作業を行っていくと、カテゴリー同士を結びつける仮説が出てきます。仮説ですべてのケースを説明できるかどうかを検証し、仮説どおりにならない場合には、その理由を探したり、仮説を修正したりします。

④コアカテゴリーの選定

主要なカテゴリーのことをコアカテゴリーと呼び、グラウンデッド・セオリー・アプローチでは他のすべてのカテゴリーと結びついているカテゴリーを指します。

コアカテゴリーは、時間の経過によって生じるプロセスであり、行動上の変化を説明するものです。

⑤図式化

段階（StageあるいはPhaseと呼びます）と、各段階の特徴を図で示します。Strauss版では、図式化しないこともあります。

4 実施上注意すべきこと

グラウンデッド・セオリーには、上述以外のアプローチ法もあります。どの方法をとるか、まずは方法論に関する文献を読み、指導教員のスーパーバイズを受けながら取り組みましょう。

Key Word ●コード化 ●コーディング ●カテゴリー ●コアカテゴリー

●データ分析のプロセス

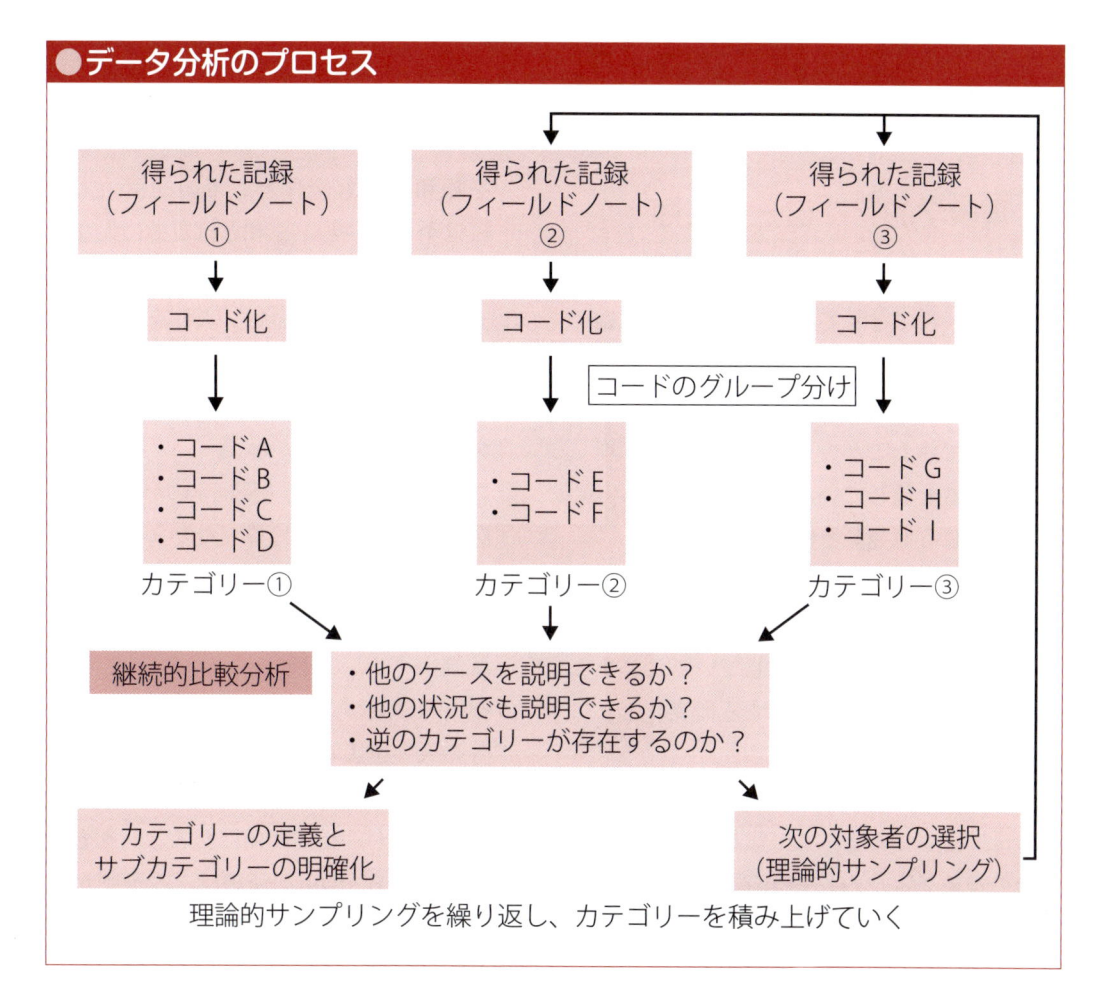

```
得られた記録              得られた記録              得られた記録
（フィールドノート）      （フィールドノート）      （フィールドノート）
    ①                        ②                        ③
    ↓                         ↓                         ↓
  コード化                  コード化                  コード化
                      ┌──コードのグループ分け──┐
    ↓                 ↓                         ↓
・コード A           ・コード E                ・コード G
・コード B           ・コード F                ・コード H
・コード C                                     ・コード I
・コード D
カテゴリー①          カテゴリー②              カテゴリー③
```

継続的比較分析　・他のケースを説明できるか？
　　　　　　　　・他の状況でも説明できるか？
　　　　　　　　・逆のカテゴリーが存在するのか？

カテゴリーの定義と　　　　　　　　　　次の対象者の選択
サブカテゴリーの明確化　　　　　　　　（理論的サンプリング）

理論的サンプリングを繰り返し、カテゴリーを積み上げていく

●実施上注意すべきこと

グラウンデッド・セオリー・アプローチには多くのアプローチ法がある。どの方法をとるかは、方法論に関する文献を読み、指導教員のスーパーバイズを受けながら取り組むとよい

文献

- Holloway I., Wheeler S.著，野口美和子監訳：ナースのための質的研究入門－研究方法から論文作成まで 第2版．医学書院，東京，2006．
- W. Carole Chenitz, Janice M. Swanson著，樋口康子，稲岡文昭監訳：グラウンデッド・セオリー－看護の質的研究のために．医学書院，東京，1992．
- 木下康仁：グラウンデッド・セオリー・アプローチの実践－質的研究への誘い．弘文堂，東京，2003．
- Strauss A., Corbin J.著，操華子，森岡崇訳：質的研究の基礎－グラウンデッド・セオリー開発の技法と手順．医学書院，東京，2004．
- グレッグ美鈴，麻原きよみ，横山美江編：よくわかる質的研究の進め方・まとめ方－看護研究のエキスパートをめざして．医歯薬出版，東京，2007．
- Richards L., Morse J.著，小林奈美監訳：はじめて学ぶ質的研究．医歯薬出版，東京，2008．

II 研究方法の特徴と展開

7 現象学的アプローチ

1 現象学的アプローチとは

現象学的アプローチとは、質的研究の1つであり、哲学としての「現象学」が基盤となります。「人間の意識や感覚などの実態や経験（事実そのもの）に戻り、当たり前と思っていることを意識化し、すでに理解していると信じていることを検証する方向で行われる研究」といえます。

看護におきかえれば、「患者や家族、看護師の過去や現在の経験（事実そのもの）を意識化し、当たり前と感じていることを別の角度から眺めて、検証する研究」ととらえられるでしょう。

2 特徴

この現象学的アプローチが看護の世界に入ってきたのは1970年代後半です。J.PatersonとT.L.Zderd（1976）の"Humanistic Nursing"という著書では、看護師と患者の関係を「いつもと変わらない関係、風景だ」と見るのではなく、「空間、時間、事実、現象をいつもとは違う別の角度」から見ることで、存在や関係性に対する新しい発見がある、ということを伝えています。

また現象学的な看護研究者であるJ.Watsonは、現象学的アプローチの特徴を次のように具体的に整理しています。

①患者個人をかけがえのない人間としてとらえて、世話をし、尊敬し、養い、理解し、支えること、一般化していえば、一人の人間を人格をそなえた存在としてとらえる哲学的とらえ方、すなわち各部を総和しても全体としての一個の人間には至らないし、総和とは質的に異なる存在であるという見方の必要性

②人間と人間の付き合い、人間を取り巻く環境とのかかわり合いと、それがもたらす広い意味での不健康の回復や健康への影響のありようの強調

③看護師と患者という人間同士のケアの強調

④医学の観点からとは違ったヒューマン・ケアの進め方とさまざまな病歴や健康歴をもった患者に対する看護のケアの強調

⑤健康への気づかい、健康になることと自分の人生をよくするという志向

⑥ヒューマン・ケアは、医学の知識とは質を異にするが、相補関係にあるという立場

こうしたWatsonの所説は、看護師がその看護実践のなかでの患者との相互関係を構築するプロセスにおいて、看護学はもちろんのこと人間に関する諸科学の知見を用いて、お互いの成長、自己実現、人生の意味の探究を行っていくことの重要性を指摘するものでもあります。このことは、いいかえれば、看護とは、「看護師と患者のかかわりようによって、患者が問題とするものに目を向け、ともに解決し、そのことをとおしてともに成長していく」ということでしょう。

このように、現象学的アプローチとは、「看護にまつわる現象に対して、新しい発見をしたり、視野を広げたり、可能性を与えてくれたりするためのアプローチ」と考えてもよいでしょう。

Key Word ●質的研究　●看護師と患者の関係

現象学的アプローチとは

人間の意識や感覚などの実態や経験（事実そのもの）に戻り、当たり前と思っていることを意識化し、すでに理解していると信じていることを検証する方向で行われる研究

●現象学的アプローチの特徴

J.Paterson & T.L.Zderd

看護師と患者の関係をいつもと変わらない関係、風景だと見るのではなく、「空間、時間、事実、現象をいつもとは違う別の角度」から見ることで、存在や関係性に対して新しい発見ができる

J.Watson

①患者個人をかけがえのない人間としてとらえて、世話をし、尊敬し、養い、理解し、支えること、一般化していえば、一人の人間を人格をそなえた存在としてとらえる哲学的とらえ方

②人間と人間の付き合い、人間を取り巻く環境とのかかわり合いと、それがもたらす広い意味での不健康の回復や健康への影響のありようの強調

③看護師と患者という人間同士のケアの強調

④医学の観点からとは違ったヒューマン・ケアの進め方とさまざまな病歴や健康歴をもった患者に対する看護のケアの強調

⑤健康への気づかい、健康になることと自分の人生をよくするという志向

⑥ヒューマン・ケアは、医学の知識とは質を異にするが、相補関係にあるという立場

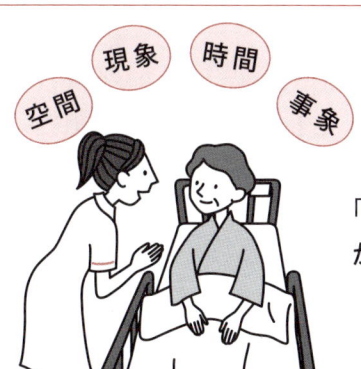

「いつもとは違う別の角度」から見る

どんなことを研究するの？

例）透析患者において、看護面接がどのような機能をもつのか、面接過程を現象学的に分析することによって明らかにする
例）植物状態の患者と看護師との関係性における交流を明らかにする
例）がん患者と看護師とのかかわり合いを明らかにする

Ⅱ 研究方法の特徴と展開

3 方法

　現象学的アプローチは、対象（患者・家族・看護師など）の遭遇した出来事をありのままに受け止め、その本質を明らかにすることが目的であり、基盤となる学問は哲学です。

1）データ収集と方法

　現象学的アプローチにおけるデータは、対象者の過去あるいは現在に遭遇した出来事・経験です。それは書きつづられたものや観察から収集していきます。

　収集方法としては、参加観察、インタビュー、日記、叙述録、逐語録などがあります。例えば、E.Wiedenbachが提唱している、看護場面の再構成も活用できます。皆さんも実習で活用したことがあるかもしれません。

　看護学生の①知覚したこと、そのときに②考えたり感じたりしたこと、そして③言ったり行ったりしたこと、その他に考察などを記載することでそのときの経験が明確に収集できます。

2）分析・解釈

　収集したデータをさまざまな角度から眺め、意味（概念）づけをしていくことが分析となります。無意識に過ごした出来事や経験を意識化し、それを問い直すという作業です。問い直す作業には「出来事や体験したことと正面から向き合う」ことが必須になります。

　患者や家族の経験では、相手の立場に立つ、つまり共感的視点をもつことが大前提の条件となります。そしてこれまで学んだ、人間に関する諸学問をフル活用して、何かについて意識している自分に戻り、その自分の意識ともう一度向き合い、とことんつき合いながら、言語化・記号化していくというプロセスを踏みます。

4 実施上注意すべきこと

　「語りかける身体―看護ケアの現象学」（西村ユミ著：ゆるみ出版，東京，2001）では、植物状態の患者と看護師との関係性（何となくはっきりしない関係）における交流を明らかにするために、現象学的アプローチが活用されています。

　この著書では、患者と看護師のありようをそのまま記述し、現象学的に分析を行った結果、「視線が絡む」「手の感触が残る」といった経験を相互関係として明確にとらえています。「視線が絡むのは、看護師のまなざしが刺激となり、患者のまなざしが看護師に向かってくる、つまりかかわろうとする行動がそこに存在している」と解釈しています。

　このような解釈に至るまで、研究者自身は以下のことを必要とします。①現象学の学習、②自身の体験が言語化できるような訓練、③対象者と同じ世界を生きるため、共感的視点の獲得、④手助けをしてくれる訓練されたスーパーバイザー。そしてこの研究自体が多くの時間を要することも承知しておかなければなりません。

　この現象学的アプローチは看護領域に取り入れられてから、30年ほどの歴史です。まだ歴史が浅く、確立された研究方法とはいいきれません。しかし量的な研究で明確にできないような「患者や家族の内面的な変化、存在自体、関係性」などを追究していけるのが、この現象学的アプローチです。

Key Word	●対象者の過去あるいは現在に遭遇した出来事・経験　●看護場面の再構成
	●意味（概念）づけ　●共感的視点

●データ収集方法

データ	対象者の過去あるいは現在に遭遇した出来事・経験
収集方法	参加観察、インタビュー、日記、叙述録、逐語録など

●データ分析のプロセス

※「語りかける身体―看護ケアの現象学」を例に

収集したデータの概念づけ
患者のかかわろうとする行動の存在

‖

言語化・記号化
看護師のまなざしが刺激となり、患者のまなざしが看護師に向かってくる

↑

出来事や経験の意識化
・視線が絡む
・手の感触が残る

↑

自分の意識と向き合う
日常の患者との有りようは？

●看護場面の再構成表

精神科実習　記録Ⅲ-1
看護場面の再構成記入用紙

月　日（時間）病棟○○　学生氏名：
看護場面：

私が知覚したこと	私が考えたり感じたりしたこと	私が言ったり行ったりしたこと

精神科実習記録Ⅲ-2
再構成の自己評価

学生氏名：

1．再構成の場面として選んだ理由

2．あなたは自分の行為によって、どのような成果を得ようとしましたか

3．結果はどうでしたか、そして自分の行為の何がそのような結果をもたらしたと考えますか

4．この看護場面を振り返って、どのような自己洞察（気づき）が得られましたか

●実施上注意すべきこと

現象学的アプローチには以下のものを必要とし、研究自体にも多くの時間を要することを承知しておかなければならない

1．現象学の学習
2．自身の体験が言語化できるような訓練
3．対象者と同じ世界を生きるため、共感的視点の獲得
4．手助けをしてくれる訓練されたスーパーバイザー

文献

・J Paterson, LT Zderd：Humanistic Nursing. National League for Nursing, New York, 1988.
・J.ワトソン：ワトソン看護論　人間科学とヒューマンケア．稲岡文昭，稲岡光子訳，医学書院，東京，1992：18－19．
・E.ウィーデンバック：臨床看護の本質－患者援助の技術．外口玉子，池田明子訳，現代社，東京，1984．
・D.F.ポーリット，B.P.ハングラー：看護研究－原理と方法．近藤潤子監訳，医学書院，東京，1994：403．
・黒田裕子：黒田裕子の看護研究step by step 第3版．学習研究社，東京，2006：233．
・竹内登美子監修：臨床看護研究サクセスマニュアル（ナース専科BOOKS）．アンファミエ，東京，2008：137－138．

Ⅱ 研究方法の特徴と展開

8 内容分析

1 内容分析とは

　内容分析とは、コミュニケーション（言葉や文字、身振り、表情などを介した情報伝達、交流）の内容を、カテゴリーを用いて数量的に分類する研究方法です。日本で紹介されている研究者の定義では、「コミュニケーションの明示的内容の客観的、体系的および量的記述のための調査技術」(Berelson B, 1954)、「客観的かつ体系的に、明示的なメッセージ個々の特徴を明らかにすることにより、いくつかの推論を行う技術」(O.R. Holsti, 1969)、「データを基にそこから（それが組み込まれた）文脈に関して再現可能でかつ妥当な推論を行うための1つの調査技術」(Krippendorff K, 1980)、「コミュニケーション・メッセージ諸特徴を体系的・客観的にとらえるための、主として数量的な処理を伴う手続き」（鈴木, 1990）などとなっています。

　例えば、数十年間の新聞の健康欄で取り扱われた記事に、どのようなカテゴリーがどれくらいの頻度で掲載されているのかを明らかにし、健康問題の移り変わりを推論する、あるいは仮説を検証するというような研究技法です。

　活字として残っている最も古い資料は、賛美歌集の分析に関するもので、その後、新聞や教科書、図書、テレビ番組、政治的シンボル、さらには神話・民話・なぞなぞなどの分析が行われるようになりました。看護・医学系の研究においては、保健師の学習ニード、がん医療における「望ましい死」など、自由回答式の質問紙やインタビューへの回答を分析した研究が報告されています。

2 特徴

　Berelsonは、内容分析の特徴を以下のように述べています。
①原則として、表出されたコミュニケーション内容だけを扱い、内容が表しているかもしれない隠れた意図や、内容が引き起こすかもしれない反応は問題にしない
②分析の結果抽出されたカテゴリーは、適正に定義され、同じ内容に用いられる場合は、誰が分析しても同じ結果となること
③分析者に都合のよい内容だけでなく、課題に関連したすべての内容がカテゴリーによって説明されていること
④抽出されたカテゴリーが数量的に示されること

　取り扱うデータは質的データですが、抽出されたカテゴリーを数量化して処理すれば、量的分析となります。構造を明らかにすることを目的とする場合は、量的分析を行わないこともありますが、独断やこじつけでない、きちんとした科学的手続きを踏むことが重要です。

3 方法

1) 研究対象

　研究対象は、新聞記事、雑誌、テレビ番組、コマーシャル、映画、書籍、会話、面接、手記などであり、非構造的な情報です。

Key Word　●コミュニケーション　●カテゴリー　●非構造的情報

内容分析とは

コミュニケーションの内容を、カテゴリーを用いて数量的に分類する研究方法。数十年間の新聞の健康欄で取り扱われた記事に、どのようなカテゴリーがどれくらいの頻度で掲載されているかを明らかにし、健康問題の移り変わりを推論する、あるいは仮説を検証するというような研究技法

●内容分析の特徴

- 原則として、表出されたコミュニケーション内容のみを扱う
- 分析の結果抽出されたカテゴリーは、適正に定義され、誰が分析しても同じ結果になる
- 課題に関連したすべての内容がカテゴリーによって説明されている
- 抽出されたカテゴリーは数量的に示される

●データ収集方法

データ	新聞記事、雑誌、テレビ番組、コマーシャル、映画、書籍、会話、面接、手記などの非構造的な情報
収集方法	面接、自由記載式の質問 ←面接は許可を得て録音する 新聞記事や雑誌 ←期間を定め、コピーをとる、CD-ROMを利用する、録画をする

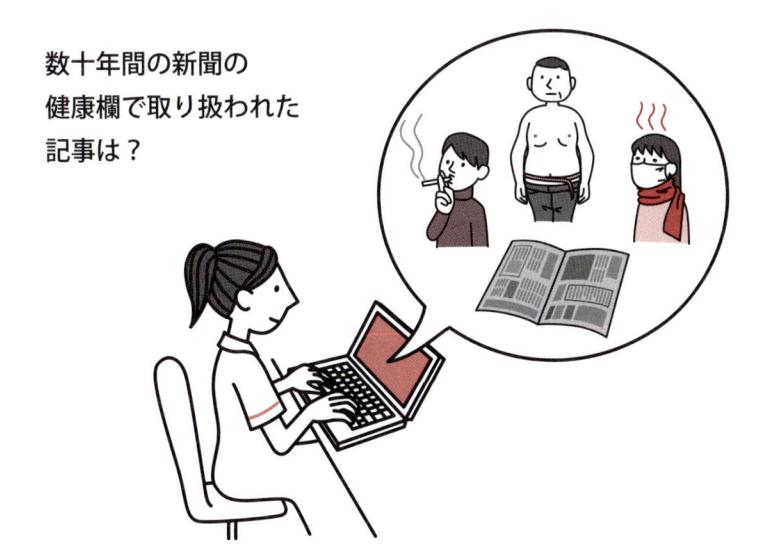

数十年間の新聞の健康欄で取り扱われた記事は？

II 研究方法の特徴と展開

2）データ収集方法

　面接、自由記載式の質問は、非構造的あるいは半構造的に行います。面接は許可を得て録音します。新聞記事や雑誌などは、研究目的によって期間を定め、コピーをとる、CD-ROMを利用する、録画するなどの方法によりデータを収集します。

3）分析方法

①分析単位の決定

　面接や自由記載式の質問の場合は、得られたデータがそのまま分析単位となりますが、新聞記事やテレビ番組などを対象とする場合は、研究目的によって分析単位を決定します。

　分析単位には、抽出単位、記録単位、文脈単位の3つがあります。例えばテレビ番組を対象とする場合、抽出単位は1つ1つのテレビ番組で、記録単位はテレビ番組に登場する1人1人の人物、文脈単位は登場人物の台詞（発言）となります。

②重要な表現・内容の抽出と集約化

　現象を推測する（因子を探索する）ことを目的とする場合は、重要な表現・内容部分を抜き出し、類似する表現や内容をまとめて抽象化（概念化）します。概念をさらに集約化して、カテゴリーとします。それぞれの概念とカテゴリーが何を示すのか、定義をします。

　このとき、先行研究ですでに明らかになっている概念やカテゴリーがあれば、それを活用することもあります。

　仮説検証を目的とする場合は、概念とカテゴリーを決めて、それらがデータに出現するかどうかを確認する作業を行います。これをコーディングといいます。コーディングは、研究者自身が行うのではなく、2名以上のコーダー（コーディングを行う人）に委託します。

③信頼性の確認

　現象を推測する（因子を探索する）ことを目的とする場合は、研究者が導き出した概念やカテゴリーが正しいかどうかを確かめます。研究者とは異なる2名以上のコーダーに、研究者が導き出した概念やカテゴリーを用いて、データをコーディングしてもらい、判別結果についてコーダー間の一致率を算出します。

　仮説検証を目的とする場合も、判別結果についてコーダー間の一致率を算出します。

　コーダー間で不一致が認められた場合は、コーダー間で討議し判断してもらいます。それらの結果をふまえて、研究者が概念とカテゴリーを見直します。

④概念・カテゴリーの出現頻度の算出

　それぞれの概念・カテゴリーの出現頻度を算出します。頻度が高ければ、その概念・カテゴリーはサンプルを代表するものであるということができます。

⑤検定

　2群で概念・カテゴリーの出現頻度の相違を比較する場合は、χ^2検定を行います。

4 実施上注意すべきこと

　内容分析の具体的方法を示した書籍が少なく、国内においては、翻訳書以外に独自に開発された分析方法を示した書籍が数冊出版されていますが、分析方法が十分に確立しているとはいいがたいところがあります。内容分析が最も適した研究方法であるかどうかを検討し、参考文献をよく読んでから取り組みましょう。

| Key Word | ●分析単位 ●抽象化(概念化) ●カテゴリー ●コーディング ●コーダー
●コーダー間の一致率 ●出現頻度 |

●データ分析のプロセス

分析単位の決定
・抽出単位
・記録単位
・文脈単位

↓

重要な表現・内容の抽出と集約化

- 現象を推測する
  ↓
  抽象化
  ↓
  カテゴリー化
  ↓
  定義

- 仮説を検証する
  ↓
  検証すべき概念・カテゴリーを決定する
  ↓
  コーディング

↓

信頼性の確認

- 現象を推測する
- 仮説を検証する

↓

研究者が導き出した概念・カテゴリーを用いてコーディング

↓

判別結果についてコーダー間の一致率を算出

↓

概念・カテゴリーの出現頻度の算出

↓

検定
2群間の概念・カテゴリーの出現頻度の比較

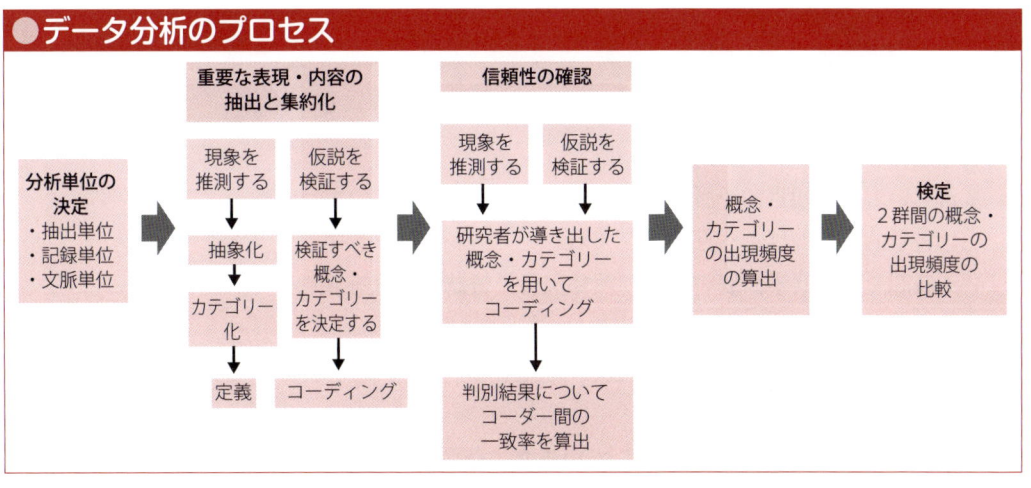

●一致率の計算式

●概念ごとの一致率

$$一致率(\%) = \frac{一致したデータ数}{一致したデータ数 + 一致していないデータ数} \times 100$$

また、信頼性は信頼係数を算出して確認します

●スコットのπ係数

$$\pi = \frac{観察された一致率(\%) - 期待された一致率(\%)}{1 - 期待された一致率(\%)}$$

●クリッペンドルフのα係数

$$\alpha = \frac{1 - 観察された不一致率(\%)}{期待された不一致率(\%)}$$

%が高いほど、係数が1に近いほど信頼性が高い

●実施上注意すべきこと

1. 内容分析の具体的方法を示した書籍が少なく、分析方法が十分に確立されていない
2. 内容分析が最も適した研究方法であるか検討して取り組む

文献

- K.クリッペンドルフ:メッセージ分析の技法-「内容分析」への招待. 三上俊治, 椎野信雄, 橋元良明訳, 勁草書房, 東京, 1989.
- 舟島なをみ:質的研究への挑戦 第2版. 医学書院, 東京, 2007.
- 秋田喜代美, 能智正博監修:はじめての質的研究法[医療・看護編]. 東京図書, 東京, 2007.
- 有馬明恵:内容分析の方法. ナカニシヤ出版, 京都, 2007.
- ベレルソンB.:社会心理学講座Ⅶ 大衆とマス・コミュニケーション(3)内容分析. 稲葉三千男, 金圭煥訳, みすず書房, 東京, 1957.

どんなことを研究するの?

- 例)「障害」という言葉に対して、看護学生と(医療福祉系でない)一般大学の学生はどのようなイメージを抱くのか、抱くイメージに相違があるのかを明らかにする
- 例) 看護学生は臨地実習でどのようなことを学ぶのか、レポートを内容分析することにより明らかにする
- 例) 新聞の健康欄で取り上げられた内容の変遷を明らかにする

看護研究の在り方

看護研究に取り組むにあたっては、以下の態度が必要とされます。
① 現在行っている看護活動を問い直す
② 新しい方法や観点、矛盾を思い浮かべる
　・科学的に裏づけようと努力をする
　・範囲を限定せず、広い視点で関係図書、雑誌、文献を読む
　・考え → 分析 → 追究する
③ 1つの発想が出れば、それを実践、考究する

● 看護研究の課題は臨床に山積しています。行動しつつ、常に問題意識をもって、問いかけをする態度をもつことが研究への第一ステップです。

知見と実践活動の関連

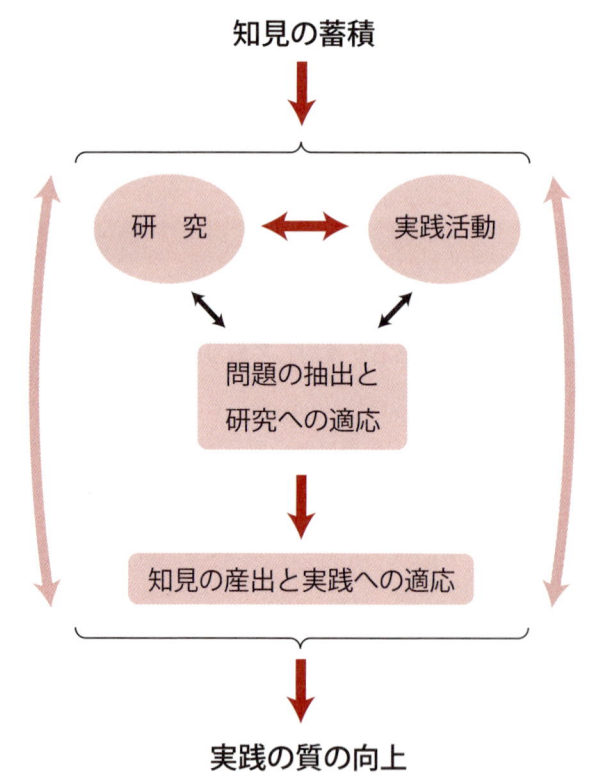

知見の蓄積
↓

研　究 ⇔ 実践活動

問題の抽出と研究への適応

↓

知見の産出と実践への適応

↓

実践の質の向上
実践活動は循環を繰り返し、質の向上を目指している

Part III 研究のプロセス

III 研究のプロセス

1 研究における文献の活用

1 文献とその意義

　文献とは、①（論語から）書き取られたものと賢者が記憶しているもの。書き伝えと言い伝え、②筆録または印刷されたもの。文書、③ある研究題目についての参考文献の書誌（広辞苑より）とされています。また「献」には「賢」の意味があるとされています。

　以上のように、人によって書かれた書物や印刷物のすべてが「文献」であり、「賢」という意味内容からは文献により知識が得られるという意義もあるのです。

2 文献の種類

　文献には、大きく分けて辞典や新聞など広く一般的なものと、研究報告など専門的な内容に特化したものがあります。

1) 事典、辞典、一般書、雑誌、学会誌、抄録誌、新聞、その他

　一般的な文献については表に示します。

2) 学術論文

　専門的な研究として行われる学問を学術といいます。つまり学術的な文書は専門領域において客観的な結果、それに基づく論理的な考察が求められるものです。卒業論文、修士論文、博士論文などレベルや種類はさまざまです。

　序説、本文、結論、引用・参考文献で論文が構成されます。自分自身の身体で模索し、頭で考え、自ら導き出す努力が必要となります。内容はもちろん、形式面も重要な作業の一部となります。

3 文献を読む目的

　文献は、目的に応じて読まれるものです。例えば、高齢者看護実習で認知症の人を受け持ったとします。認知症という病気や看護について具体的に知りたい、ということが目的で、その目的に合った文献を「探し」ます。

　このように文献を読む目的はさまざまです。日常の興味・関心を深めるためであったり、研究であれば知見を得る、意義を見つける、検討するために文献を探し、読みます。

　皆さん自身の専門領域（高齢者看護など）関連、看護研究関連の雑誌を図書館などで眺める習慣をつけるとよいでしょう。そうすることで、その領域で最新の情報が得られたり、研究の傾向を知ることができます。雑誌や図書館をチェックするだけでも得をした気持ちになれます。それも、文献を読む目的の1つではないでしょうか。

看護研究に用いられる文献（例）

- 日本看護科学会誌
- 日本看護学会誌
- 日本看護技術学会誌
- 日本精神保健看護学会誌
- 日本母性看護学会誌
- 老年看護学
- 日本小児看護学会誌
- 看護研究（医学書院）
- 看護技術（メヂカルフレンド社）
- 看護学雑誌（医学書院）　　など

| Key Word | ●文献　●知見　●情報 |

●一般的な文献

①事典 ・辞典	言葉の意味・用法と内容解釈を主とする「辞典（じてん）」に対して、物や事柄を表す語を集めて一定の順序に並べて説明したものが「事典（じてん）」
②雑誌・ 学会誌	定期的に刊行され、基本的には終了が予定されていない出版物を「雑誌」または「逐次刊行物」という。通読は前提としていないため、複数の個別の論文およびその他の記事からなっている。新しい研究の成果や最近の動向を知るための重要な情報源である。この1つ1つの論文を、「雑誌論文」として扱う
③一般書	1冊の冊子体として出版されているもので、一般書は、序文（前書き）・目次・本文・索引・あとがき・奥付から成り立っている。序文は、その冊子の執筆対象者・特色・執筆目的など、編著者の考えが述べられ、奥付は、発行年・版次などの出版事項が記されている。出版社から出版され、書店で扱われるものを「本（書籍）」、大学や研究機関で出版されて書店に出回らないものを「報告書」「紀要」と呼び分けている 1つのテーマについて概論・理論などがまとまっていて、知見を得るために役立つ。また雑誌の情報の新しさには及ばないが、雑誌発信後から知識を加えて改訂されることがある。また教科書などは版を重ねたものが多い
④抄録誌	学会報告などに活用するための刊行物で、原文から必要な部分だけを抜いている。要旨的な要素がある
⑤新聞	社会の出来事の報道や論評を、広い読者を対象に伝達するための定期刊行物（大辞林）

●学術論文

①総説	特定の項目（テーマ）について発表された国内外の論文をまとめて解説・紹介したもの。専門家が自分の専門領域の知見を総合的に紹介したもの
②原著	オリジナルの論文をいう。形式面も整備されていて、研究動機・意義が明確であり、倫理的配慮、目的・方法・結果・考察に一貫性があり、かつオリジナリティ・独創性があるものを指す。また海外文献も検索し、研究の結果が新しい知見であることも求められる
③研究報告	原著論文ほど全体的に整備されてはいないが、新しい知見が掲載され、学術的に価値があると判断された論文をいう
④実践報告	ケースレポート、フィールドレポートをいう。事例などを取り上げながら、考察を深めている
⑤資料	原著論文・研究報告には至らないが、専門領域、テーマ課題に貢献するデータを有する論文であるとされている

Ⅲ 研究のプロセス

4 文献の検索

　文献の検索は、研究をするうえでは欠かせないプロセスの1つです。

　しかし、文献検索の方法がわからない、時間がない、お金がかかる、文献が多すぎて何をピックアップしたらよいのかわからない、難しすぎて内容が理解できない、などの多くの問題が発生してしまいます。

1) 文献を探す糸口（一次文献と二次文献）

　研究テーマに関する文献を検索する際、図書館で隅から隅まで探し回ることは不可能でしょう。そのため二次文献と呼ばれるものを使って、まずは関連する文献の的を絞ります。

　二次文献とは、欲しい文献を探し出すための文献で索引誌、抄録誌などです。掲載されている記事や文献のタイトル、著者名、出典、キーワード、要約などの概要で構成されています。そこからさらに絞り込みをしながら、本当に欲しい文献を探し出すのです。

　目的としていた文献は一次文献といいます。テーマに有用である一次文献を手に入れるためには、二次文献探しが重要となります。説得力があり、独創性に富んだ研究に仕上げる第一歩は、文献検索だといえます。

　文献検索の流れは以下のようになっています。

①研究の仮テーマをある程度決定する
↓
②研究の仮テーマに関連するキーワードを見つける
↓
③キーワードを簡潔な言葉で定義づける
↓
④二次文献探しをする
↓
⑤一次文献として原本コピーや現物を入手する

2) 文献検索の方法

　最近ではインターネット上の情報源を利用する方法が主流になっていますが、索引誌を利用して検索する方法もあります。

①Web検索

　学校の図書館、国立・公立の医療系教育機関の図書館などでサービスを受けられますし、インターネット上で情報を利用することもできます。主なものは表を参照してください。

　この他、キーワードを使って検索サイトで検索する方法もあります。ただしキーワードに対し、大量の情報が提供されてしまいますので、キーワードの設定にはコツが必要です（p.12参照）。

②索引誌

　『最新看護索引』という冊子があります。日本看護協会看護教育研究センター図書館所蔵雑誌に掲載されている看護全般の文献が収録されています。新冊子1年分について、テーマに関連する領域に目を通してみるのもよいでしょう。また国立国会図書館雑誌記事索引は医学以外の文献も扱っています（p.88参照）。

| Key Word | ●文献検索 ●一次文献 ●二次文献 ●Web検索 ●索引誌 |

●Web検索

名称	作成者	概要
医学中央雑誌	特定非営利活動法人医学中央雑誌刊行会	日本国内の医学関連の論文・雑誌記事データベース 国内の医学関連文献を調査するには最も扱いやすいデータベース http://www.jamas.gr.jp/
JMEDplus	独立行政法人科学技術振興機構（JST）	日本看護協会の会員であれば国内の医学全般の雑誌文献を検索することができる http://pr.jst.go.jp/jdream2/
GeNii（ジーニイ） （NII学術コンテンツ・ポータル）	国立情報学研究所	雑誌記事情報（＝CiNii）、図書情報（Webcat PLUS）などのデータベースを総合的に紹介するサイト http://ge.nii.ac.jp/genii/jsp/
CiNii（サイニィ） （NII論文情報ナビゲータ）	国立情報学研究所	日本国内雑誌の全分野をカバーする論文・雑誌記事データベース。人文・社会系の文献を調査するのに有効 http://ci.nii.ac.jp/
NDL-OPAC （国立国会図書館蔵書検索・申込システム）	国立国会図書館	日本国内の全分野の論文・雑誌記事データベース http://opac.ndl.go.jp/
最新看護索引	社団法人日本看護協会看護教育研究センター図書館	看護関係の国内雑誌記事索引集。年刊で毎年刊行されている http://www.nurse.or.jp/nursing/education/library/sakuin.html
PudMed（パブメド） （LINKout対応）	米国国立医学図書館（NML）	世界的な医学関連の論文データベース http://www.ncbi.nlm.nih.gov/pubmed/
CINAHL（シナール）	CINAHL Information System社	看護学に関する論文データベース http://www.ebscohost.com/cinahl/
厚生労働科学研究成果データベース	国立保健医療科学院研究情報センター	厚生労働科学研究費補助金などで実施された研究成果のデータベース http://mhlw-grants.niph.go.jp/
メディカルオンライン	株式会社メテオ	国内医学関連雑誌記事データベース http://www.meteo-intergate.com/

※ホームページのURL（アドレス）は、2010年6月現在のものです。

1 研究における文献の活用

III 研究のプロセス

5 文献の読み方

先にも述べましたが、人によって書かれた書物や印刷物のすべてが「文献」です。「献」は「賢」という意味を含むということから、文献からは深い知見を習得することができます。そのためにも、文献を読むうえでの姿勢やポイントをつかんでおきましょう。

1) 文献を読むうえで必要な基本的姿勢・ポイント

まず「批判（クリティーク）的に眺める」「批判的に検討する」姿勢をもつことです。批判とは攻撃的に非難や否定をするわけではありません。ここでいう「批判的に」とは、「文献の要旨や著者の解釈を鵜呑みにした安易な読み方」に対していっています。

文献の結論を把握し、評価して、最終的には自分の考えや調査・研究に活用しようというものです。つまり著者にとっても、批判的に眺め、検討してくれる人は熱心な読者ということができるでしょう。

これはEBM (Evidence Based Medicine)、EBN (Evidence Based Nursing) と呼ばれる根拠（エビデンス）に裏づけられた医療、看護に含まれているステップの「批判的吟味」に相当します。①得られた結果（情報）は妥当なものか、信頼できるものか、②結果はどのようなものか、③現場にいる患者へ適用できるか、の３つの視点で分析をしていきます。

基本的姿勢をもったところで、手にとった文献が有用であるかをまず確認しましょう。「素敵なテーマで有名な著者が書いている文献」＝「有用」とはいえません。自身の関心のあるテーマと関係しているかどうかを確認します。

文献全体を初めから順番どおりに読むのではなく、「要旨」や「はじめに」そして「結論」を読み、ある程度の解釈をします。関心度が一致しているのであれば、ていねいに文献を読んでいきます。一致しないと感じられれば、ファイルにして保存しておくとよいでしょう。いずれ役に立つことがあるかもしれません。

2) 文献整理の方法

ようやく欲しい文献に出会えたら、読むことはもちろんですが、整理しておくことが大切です。そこで、「文献目録カード」を作成することをお勧めします。パソコンでデータベースを利用して、「カード」を作成することもできます。著者、出典、論文の種類、題名、要約、キーワードなどを記入する項目をつくっておくと便利です。

6 文献クリティーク

文献を読む基本的姿勢で、「批判的吟味」という３つの視点を示しました。これは、一次文献を深く分析していくためのものです。このプロセスを踏んで、研究計画書作成に至ることができます。その視点で、表を参考にして実際に書き出してみましょう。

文献
- D.F.ポーリット，B.P.ハングラー：看護研究−原理と方法．近藤潤子監訳，医学書院，東京，1994．
- 黒田裕子：黒田裕子の看護研究step by step 第３版．学習研究社，東京，2006．
- 竹内登美子監修：臨床看護研究サクセスマニュアル（ナース専科BOOKS）．アンファミエ，東京，2008．

| Key Word | ●批判（クリティーク） | ●根拠（エビデンス） | ●文献目録カード | ●批判的吟味 |

●文献目録カード（例）

【文献目録カード】（書籍）　　カードNo.＿＿＿＿＿

著者名	
書名	
出版社名	
発行年月日	年　　月　　日
総ページ数	
ラベル番号等	
備考	
カード作成日	年　　月　　日（　）

【文献目録カード】（論文）　　カードNo.＿＿＿＿＿

著者名	
論文名	
サブタイトル	
掲載誌名	
号	
発行年月日	年　　月　　日
掲載ページ	ページ　～　ページ
論文要旨	
備考	
カード作成日	年　　月　　日（　）

●文献の内容とクリティーク

		クリティーク
タイトル		
キーワード		
目的		
研究方法	デザイン	
	概念枠組*	
	対象	
	研究期間 研究場所	
	データ収集	
	分析方法	
	倫理	
結果 結語		
考察 看護学への 貢献を含む		
クリティークの追加：		
文献：		

＊（あれば）図は裏面に書く

III 研究のプロセス

2 研究テーマの設定と計画書の作成

1 研究の動機

実習で感じた疑問はありませんか。日ごろの対人関係で人のこころや行動に関して不思議だと思うことはありませんか。

例えば、自分が「あがり症」なので、それを克服する方法が知りたい、と考えて調査を行った人もいます。このようなことも研究の動機となるのです。

2 研究テーマ

看護実践中に感じた自分の疑問を表現し、研究テーマを探してみましょう。

例えば、一般科の看護師よりも精神科の看護師のほうがよく患者さんの話を聞いている、と感じたことから「精神科の看護師は傾聴するということをどのように考えているのだろうか？」「患者との人間関係のつくり方（傾聴の技術）に関する看護師の考え方は、精神疾患患者のケアにあたった経験の長さに関係があるだろうか？」という疑問が出てきました。これがリサーチ・クエスチョンで、研究テーマ設定の基になるものです。

「どのように考えているのだろうか？」というのは『実態』を明らかにしたいということです。「関係があるのだろうか？」というのは『関係の有無』を明らかにしたいということです。

このような疑問のどれをテーマにするのか、リサーチ・クエスチョンに迷うときには、これまでに報告されている研究を調べて参考にするとよいでしょう。

では、もう少し具体的にリサーチ・クエスチョンについて考えてみましょう。

リサーチ・クエスチョンとは、研究によって何を明らかにしたいのか「～だろうか？」という問いの形で示すことだと考えてください。この疑問が研究テーマにつながっていきます。明らかにしたいテーマが決まれば、そのために必要なデータの収集方法や分析方法も決まってきます。

1）研究の問い－研究テーマの設定

例を挙げて研究テーマの設定について具体的に説明してみましょう。

「厚生労働省の200X年の調査によると、喫煙妊婦の割合は10%であるが、B保健所管内調査では20.8%と喫煙妊婦が多い。さらに、B保健所管内では、産後の再喫煙率は60.7%とされており、禁煙していた妊婦の6割が産後に再喫煙する結果となっている。そこで妊娠を契機に禁煙したにもかかわらず、<u>出産後に再喫煙する時期や理由などを知り、影響を及ぼしている背景を明らかにすることで</u>、再喫煙行動を予防したいと考えた（島谷、2005）」。

さて、このリサーチ・クエスチョンにはどのような研究が必要でしょう。下線部について考えてみましょう。

1つ目は、A. <u>出産後に再喫煙する時期や理由などを明らかにするための実態を調査する研究</u>です。2つ目は、B. <u>出産後の再喫煙に影響を及ぼしている、再喫煙とその背景を探索しようとする研究（関係探索研究）</u>と考えられます。

Key Word　●リサーチ・クエスチョン　●明らかにしたいテーマ　●問いのレベル目的

●リサーチ・クエスチョンの表現方法

1. 看護の体験などを基に、疑問をもった内容を整理してみる

   > 「これはおかしい」「なぜ？」「明らかにしてみたい」と感じた自分の感覚を大切に！

2. そう感じた問題状況・場面を詳細に書き出してみる

   > どのような患者に、どのような場面で、誰が、何を、どのように、など

3. 文献をレビューする

   > 文献をレビューすることにより、研究の背景と目的を明らかにする

●問いの例

- どんなことが起きているか？
- 何が原因か？
- どの範囲を扱うか？
- どんな因子が関係するか？
- どんな影響があるか？

●問い・方法の関係性

問いのレベル目的	仮説	研究デザイン	方法
これは何か？ ○○に対する対象者の思いはどのようなものか？ ・記述的	なし	質的記述	事例研究 グラウンデッド・セオリー・アプローチ エスノグラフィーなど
何が起こっているのか？ ○○と思う人は何人くらいいるか？ ・探索的 　（量的・統計的記述）		量的記述	実態調査 疫学的研究
関係があるのだろうか？ ○○と思う人に男女差は関係するのか？ ・統計的記述による説明		関係探索型	2つあるいは2つ以上の変数間の関係 クロス集計
AとBの間に関連はあるのだろうか？ ・推測統計による仮説検証	あり	関連検証型	AとBの関係を予測して確かめる 相関係数、回帰分析
原因となっているのだろうか？ ・AがBの原因であることを証明する研究 あるプログラムを実施しない群と比較して実施する群ではどんな変化が起こるか		因果仮説検証研究	実験研究 諸変数を直接操作して比較・実証する

2）研究テーマとデータ収集の関係性

Aの目的は実態を知ることなので、データ分析の方法は単純集計でよいことになります。しかし、Bの関係を調べていく場合には、再喫煙に関係するだろうと予測できる背景があるはずです。

例えば、職場復帰の有無や同居している家族に喫煙者がいるかどうかなどです。関係性について探索していくためには、ある程度の予測を立てて項目を質問紙に盛り込む必要があります。またデータ分析でも、関係の有無を統計的な処理で明らかにしていくことになります。

このように、リサーチ・クエスチョンによって明らかにしたいテーマが決まれば、データの収集と分析方法が決まり、研究の全体像（研究デザイン）ができ上がります。

最初に抱いた疑問（リサーチ・クエスチョン）によって研究が始まり、研究テーマの設定とデータ収集や分析方法までの一連の流れが決まっていくので、問いの種類をしっかり意識しておきましょう。

3 研究計画書

1）研究計画書とは

リサーチ・クエスチョンと研究の方法までのつながりが整理できたら、研究計画書を作成します。

最初に看護過程と比較すると、計画書のもつ意味がわかりやすいかもしれません。

看護過程は、情報収集アセスメント─問題点─目標─具体策─実施─評価の流れで、具体策を立てて実施しますが、研究のプロセスは、動機（文献検討）─リサーチ・クエスチョン（文献検討）─研究テーマ・研究目的─研究方法─データ収集─分析となります。このように、計画書は研究を進めていくための計画書であり、研究過程の全工程を含むもので、研究の具体策までを含めます。

2）計画書作成の目的と意義

①目的

1. 研究の遂行を助ける
   ・研究者が何を研究しようとしているのか
   ・研究問題、その重要性、問題解決のための方法を含む
2. 他者の協力や支援を得る
   ・共同研究者、プロジェクトメンバーが研究目的や方法を共有する
   ・研究助成金を受ける
3. 指導者からの助言を受ける
   ・倫理的な問題はないか（倫理審査）
   ・現実的に実施可能な計画かどうか
   ・学生の場合は、指導を受ける資料としても重要な意味をもつ

②意義

計画書を仕上げるプロセスのなかで、計画の不足や問題に気づき、論理的で妥当性のある研究計画へと修正していくことができます。計画書が完成すれば、後はデータ収集の準備（プリテスト）に入り、実施するのみです。それだけに計画書の作成は、研究プロセス全体の7～8割に匹敵するともいえます。

Key Word ●研究デザイン（研究の全体像） ●研究計画書 ●看護過程との違い

●研究計画書の構成要素

❶ 研究動機
❷ 研究の目的 　　　　動機や意義は、研究の絞り込みの段階で固める
❸ 研究の意義
❹ 用語の定義
❺ 研究デザイン
❻ 研究方法　　　← 分析方法の記述
　　　　　　　　　＊プリテストの実施、分析を含む
❼ 倫理的配慮
❽ スケジュールおよび予算
❾ 引用文献、参考文献

※計画書が作成できれば、実施・結果・分析の段階へ進める

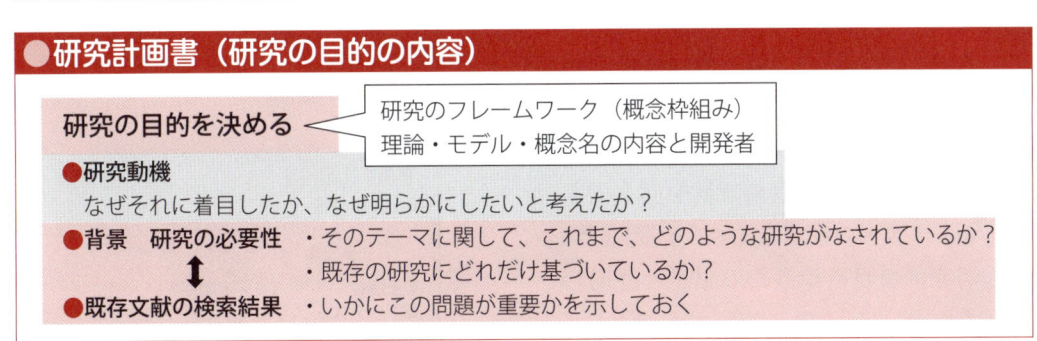

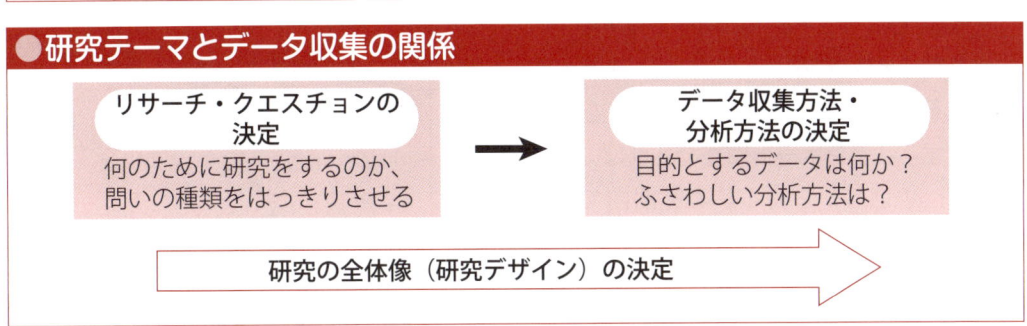

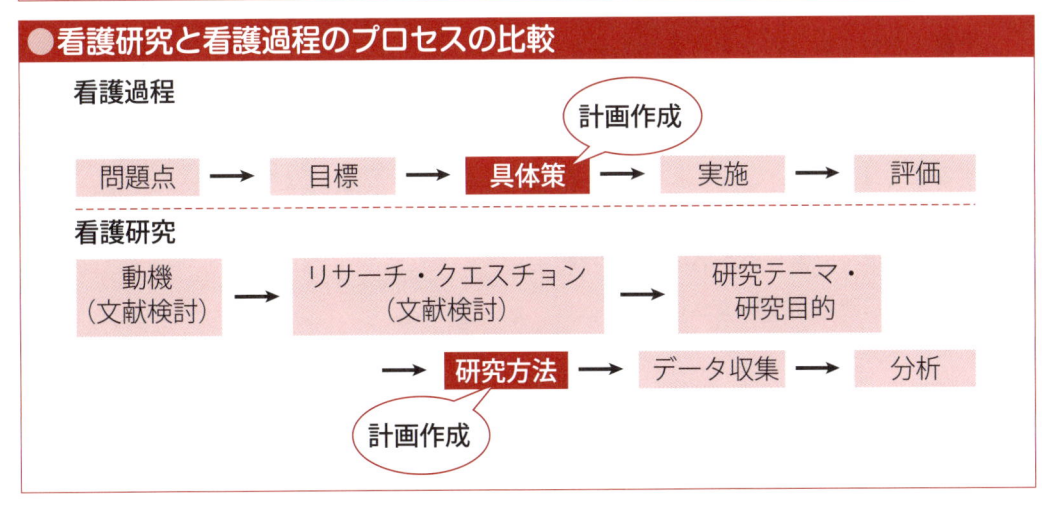

●研究計画書（研究の目的の内容）

研究の目的を決める ← 研究のフレームワーク（概念枠組み）
　　　　　　　　　　　理論・モデル・概念名の内容と開発者

● 研究動機
　なぜそれに着目したか、なぜ明らかにしたいと考えたか？
● 背景　研究の必要性　・そのテーマに関して、これまで、どのような研究がなされているか？
　　↕　　　　　　　　・既存の研究にどれだけ基づいているか？
● 既存文献の検索結果　・いかにこの問題が重要かを示しておく

●研究テーマとデータ収集の関係

リサーチ・クエスチョンの決定
何のために研究をするのか、問いの種類をはっきりさせる

→

データ収集方法・分析方法の決定
目的とするデータは何か？
ふさわしい分析方法は？

研究の全体像（研究デザイン）の決定 ⇒

●看護研究と看護過程のプロセスの比較

看護過程

問題点 → 目標 → **具体策**（計画作成）→ 実施 → 評価

看護研究

動機（文献検討）→ リサーチ・クエスチョン（文献検討）→ 研究テーマ・研究目的
→ **研究方法**（計画作成）→ データ収集 → 分析

3) 研究計画書の内容

研究計画書では、それぞれのプロセスに見込まれる時間を割り振ります。慣れない場合は、経験者に相談しながら決めるとよいでしょう。

ゴールからさかのぼってどの程度の時間が使えるのか、特に研究発表会で発表する場合には、そこを基準にタイムスケジュールを作成します。

4) 研究テーマの設定で注意すべきこと

1. テーマに興味がある。明らかにしてみたいという気持ちがあり（real reasonに基づいている研究である）、時間とエネルギーが使える
2. 研究目的は、「患者の意欲を向上できる」「×××の看護に貢献できる」など、将来的な目標や意義の記述と混同しない
「○○患者のX…に関するY…を明らかにする」と特定しようとする範囲を広げすぎないようにYを設定する。アンケート調査であれば、質問への回答から得られる範囲内で表現する
3. 研究デザインでは、明らかにしたいY（従属変数）がいくつのX（独立変数）で構成されているのかを考え、$Y = x_1 + x_2 + x_3 + \cdots b$を意識する。ただし介入や調査研究では、Yに影響するXを1つとして、探求すべきYへ影響するXを限定して行う
4. データ収集は、遂行のための労力や費用の問題に無理がないように行う
5. 患者、家族にとって、そして看護師、組織にとって質の保証や向上につながっていくという、看護にかかわる価値や意義が見いだせる
6. 遂行にあたって、研究対象者に対する倫理的な配慮が可能である

●タイムスケジュール

※タイムスケジュールはゴール（期限）から決めていく

期限	スケジュール	ポイント
月/日 =ゴール	発表会	
	⑫発表会準備 ・ポスター作成 ・発表原稿の作成	・抄録作成を求められる場合はその時間も考慮する
月/日	論文完成	
	論文作成 ⑪論文作成	
	データ分析 ⑩データ分析	
月/日	データ収集 ⑨本調査 ⑧プリテスト ⑦対象者や施設への協力依頼	・本調査を行う前にプリテストを行う期間を確保する ・プリテストでは、データ収集の方法だけでなく、得られたデータの入力・分析までトレーニングする
月/日	データ収集方法の検討 ⑥面接調査 ⇒インタビューガイドの作成 アンケート調査 ⇒質問紙の作成 ⑤具体的なデータ収集方法の決定	
	研究計画書 ④研究計画書の修正 ③研究計画書の作成	・指導を受け、計画書を見直す ・クリティークした文献を参考にしながら作成
月/日 スタート	研究テーマの選定 ②文献検索 ①リサーチ・クエスチョンの文章化	・テーマに関連した文献を検索し、既存研究の内容を理解する ・研究課題の決定 ・日頃感じている疑問を整理する

研究を開始する日

文献

・島谷綾子，川邊弥生，葛西恵ほか：産後の再喫煙行動の背景．第36回日本看護学会論文集－母性看護－．2005：44-46.

| Key Word | ●研究計画書　●タイムスケジュール　●研究テーマ |

●研究計画書の内容例

研究者名	氏名と所属 共同研究者名　所属
テーマ	主要な概念・キーワード
動機	・なぜ、なにを、どのような関心を抱いているか、それはなぜか ・研究遂行のための時間とエネルギーが必要となるので、できるだけ自分の関心が高いテーマがよい
リサーチ・クエスチョン	「…なんだろうか？」という疑問を記述する
研究の意義	・リサーチ・クエスチョンを解決することの意味を示す ・real reason：自分の体験において何とかしたい問題に基づく ・good reason：注目度の高い時期的な問題に基づく できるだけ自分の体験に基づいたreal reasonの研究が大事。既存の研究数がテーマ決定の目安になる。少なすぎる場合は実施にかなりの困難性が予想されるが、研究意義は大きい。また、結果を出すまでに長期を要するテーマでは、学生としては遠大すぎる。最初に研究として成り立つ問題がどうか吟味し、調べてわかるテーマは学習課題である。
研究目的	リサーチ・クエスチョンでは、「…なんだろうか？」という疑問形を用いて考えたが、研究目的では「…を明らかにする」という記述になる。
研究方法	「いつ、どこで、だれが、何を、どのようにするのか」誰もが検証可能なように記述する。必要時には用語の操作的定義を行う ①**対象**：選定した理由（あるいは除外した理由） ②**調査期間**：何をいつまでに行うかを明確に ③**データ収集方法**：いつ、どこで、どのような方法で、過去に研究目的に関連して、「誰が、どのような対象に、どのような方法」で研究していたかを知っておくことが役立つ（文献レビューの重要性） ④**データ分析方法**：その分析方法を用いる根拠 　例）集まるデータは質か？量か？ ⑤**倫理的配慮**：研究の倫理的な配慮として求められること 　・不利益を受けない権利 　・情報公開の権利 　・自己決定の権利 　・プライバシーの匿名性 　・機密性確保の権利 　・研究者としてのモラル 　　（日本看護科学学会看護倫理検討委員会報告）

III 研究のプロセス

3 研究における倫理的配慮

　医学や看護学の分野における研究では人間を対象にすることが多く、個人情報など研究対象者(被験者)にとって不利な情報が明らかにされたり、名誉を傷つけるような危険性が起こる可能性があります。そこで、被験者の人権を優先するうえで研究活動において倫理的配慮が必要となってきます。

　ここでは、研究における倫理的配慮について考えてみましょう。

1 研究における倫理的原則

　研究には、倫理的配慮として、まず人として気をつけなければならない行為があります。研究者として気をつけなければならない責任と義務を示したものに、研究活動における倫理指針や倫理的規則があります。主なものは「ヘルシンキ宣言」「臨床研究に関する倫理指針」「看護研究における倫理指針」などです。

1) ヘルシンキ宣言

　「ヘルシンキ宣言」は、ニュルンベルグ綱領を受けて1947年にヘルシンキで開かれた世界医師会(WMA)総会で採択された倫理規範です。ニュルンベルグ綱領は第二次世界大戦中に行われたナチス・ドイツの人体実験の経験から、医学研究の実験に関する倫理として策定されました。正式な名称は「ヒトを対象とする医学研究の倫理原則」です。

　ヘルシンキ宣言はその後何度か修正されており、現在の内容は2008年10月にWMAソウル総会で採択されたものです。この宣言には、医学研究者が被験者の人権保護の立場から遵守すべき事柄が「ヘルシンキ宣言の中における重要な基本原則」として5項目挙げられています。

①患者・被験者を尊重すること
②研究の参加は、本人の意志によらなければならいこと
③研究に必要な説明をして、同意を得なければならないこと
④研究活動を行ううえでは倫理委員会が存在し、その承認が必要であること
⑤研究活動は医学に役立つ研究であること

　ヘルシンキ宣言の本文はA〜Cの3章からなります。

　A：序言には、研究の目的を理解しながら人間への尊敬を深めるとともに、被験者への福祉を優先させなければならない、など研究者としての姿勢が提示されています。

　B：すべての医学研究者のための基本原則の章には、研究者としてとるべき態度について提示されています。

　C：治療と結びついた医学研究のための追加原則の章には、医学研究後に治療に結びつける場合の問題や、被験者への情報交換などについて提示されています。

　Bの内容は、看護研究者においても、特に意識しなければならないものです。要点を抜粋して表(p.70参照)に挙げました。

　ヘルシンキ宣言は、研究者にとっての世界的な倫理指針ですが、その他にも、各学会や職能団体がそれぞれの倫理指針を定めて研究活動を進めています。

| Key Word | ●倫理的配慮　●倫理指針　●倫理的規則　●ヘルシンキ宣言　●人権保護　●臨床研究 ●権利擁護　●倫理審査委員会 |

　看護研究に関係する指針として、厚生労働省の「臨床研究に関する倫理指針」、日本看護協会の「看護研究における倫理指針」があります。

2）臨床研究に関する倫理指針

　臨床研究に関する倫理指針は2003年に提示され、現在の指針は2008年7月に全面改正されたものです。

　臨床研究に関する倫理指針の前文には、「医療の進歩は、最終的には臨床研究に依存せざるを得ない場合が多いが、臨床研究においては、被験者の福利に対する配慮が科学的及び社会的利益よりも優先されなければならない。こうした点を踏まえ、被験者の人間の尊厳及び人権を守るとともに、研究者等がより円滑に臨床研究を行うことができるよう、ここに倫理指針を定める」（一部抜粋）とあります。

　この指針は臨床研究を行う研究者を対象として、研究を行う際の基本的な考え方や研究者らの責務、倫理審査委員会の設置、インフォームド・コンセントについてなど、研究を実施するうえでの責任と責務が示されています。

　この厚生労働省の指針をふまえて提示されているのが、日本看護協会の「看護研究における倫理指針」です。

3）看護研究における倫理指針

　看護研究における倫理指針は、看護実践の質に焦点を当てた看護に関する研究に関心が高まってきたことを受け、看護倫理検討委員会で検討され、「看護者の倫理綱領」（2003年）や「国際看護師協会（ICN）看護師の倫理綱領」（2000年）、ICN「看護研究のための倫理のガイドライン」（1996年）などの他、厚生労働省の「臨床研究に関する倫理指針」（2003年）を参照し、これらと矛盾しないものを作成した、とあります。

　指針は、①看護者がケアの受け手を対象として行う研究の倫理指針、②ケア対象者の権利を擁護する指針、③研究機関が倫理的審査を行う際の指針、となることを目的に作成されています。

　①の倫理的配慮はp.71の表にあるように、研究活動においては、ケアの受け手である被験者の安全、安寧を意識して、研究対象となるヒトの権利擁護を第一とすることが重要です。

　看護研究を行ううえでの倫理の原則としては、ICNの「看護研究のための倫理のガイドライン」を参考に作成された善行（無害）、人間としての尊厳の尊重、誠実、公正、真実性、機密保持の倫理原則に加え、アドボカシー（擁護）、アカウンタビリティ（責任と責務）、協同、ケアリングの原則に準拠することが必須であるとあります。

　このように、看護研究においては被験者の権利擁護を第一として、倫理審査委員会で承認を得たうえで、倫理指針に則って看護の実践に寄与する研究活動を行っていくことが大切です。

●ヘルシンキ宣言における重要な基本的原則

❶患者・被験者福利の尊重
❷本人の自発的・自由意志による参加
❸インフォームド・コンセント取得の必要性
❹倫理委員会の存在
❺常識的な医学研究であること

(http://www.med.or.jp/wma/helsinki02_j.html 日本医師会訳)

III 研究のプロセス

●「ヘルシンキ宣言」B章を抜粋した要点

B．すべての医学研究のための基本原則

1. 被験者の生命、健康、尊厳、完全無欠性、自己決定権、プライバシーおよび個人情報の秘密を守ることは、医学研究に参加する医師の責務である
2. 医学研究は、一般に受け入れられた科学的原則に従わなくてはならない
3. 各研究の計画と作業内容は、研究計画書のなかに明示されなければならない
4. 研究計画書は、検討、意見、指導および承認を得るため、研究開始前に研究倫理委員会に提出されなければならない
5. 医学研究を行うのは、適正な科学的訓練と資格を有する個人でなければならない
6. 不利な立場または脆弱な人々あるいは地域社会を対象とする医学研究は、研究結果から利益を得る可能性のある場合に限り正当化される
7. 人間を対象とするすべての医学研究では、研究にかかわる個人と地域に対する予想し得るリスクと負担を、予見可能な利益と比較する注意深い評価が事前に行われなければならない
8. 医師は、内在するリスクが十分に評価され、かつそのリスクを適切に管理できることを確信できない限り、人間を対象とする研究に関与することはできない
9. 判断能力のある個人による、医学研究への被験者としての参加は、自発的なものでなければならない
10. 被験者のプライバシーおよび個人情報の秘密を守るため、あらゆる予防策を講じなければならない
11. 研究によって期待される利益と起こり得るリスク、その他研究に関するすべての側面について十分説明されなければならない
12. 研究参加へのインフォームド・コンセントを求める場合、被験者が医師に依存した関係にあるか、または強制の下に同意するおそれがあるかについて、特別に注意しなければならない
13. 法的無能力者、身体的または精神的に同意ができない者、または法的に無能力な未成年者を対象とするとき、医師は法律上の権限を有する代理人からインフォームド・コンセントを求めなければならない
14. 著者および発行者はすべて、研究結果の刊行に倫理的な義務を負っている

(http://www.med.or.jp/wma/helsinki02_j.html 日本医師会訳)

※「ヘルシンキ宣言」は医学研究者のための原則を示したものですが、医療従事者である看護者が看護研究を行う場合も、この宣言に則って研究活動は実践されます

●看護者がケアの受け手を対象に研究を行う際の倫理的配慮（一部抜粋）

❶ 看護者の第一義的責任はケアの受け手に対する看護の提供にあり、この責任は看護研究を遂行することに優先する。研究の遂行を優先することによって、看護ケアの提供がおろそかになるようなことがあってはならない

❷ 遂行しようとする看護研究は、対象となる人々の安全や安寧を損なうものでないこと、看護の質向上や看護に貢献する意義あるものであることを十分に検討しなければならない

❸ 研究への参加について説明を行う際は、ケア対象者が研究参加を断りにくい立場におかれていることを十分に認識したうえで、本人の意思を確認し、同意を得る必要がある

❹ 研究の全プロセスを通して、研究対象となる人の権利が擁護されるように、常にその人の言語的・非言語的な意思表示やサインを汲み取り、対象者の意思を慎重に確認する必要がある

❺ 看護者は通常の職務と研究活動を明瞭に区別する必要がある。看護者は、研究のためのケア提供やデータ収集であることを認識し、その旨を説明したうえで行う必要がある。研究の場合は、情報収集の手続き、個人情報および記録類の取り扱いが通常の職務の場合と異なることを認識し、対処しなければならない

日本看護協会　看護研究における倫理指針より一部抜粋

●看護研究の指針となる倫理の原則（一部抜粋）

倫理原則	解説
①善行（無害）	研究対象者に害を与えないこと、研究対象者ならびに社会の人々に対し「よいこと」を行うという倫理原則
②人間としての尊厳の尊重	自己決定の権利ならびに研究に関する情報を得る権利を保障するという倫理原則
③誠実	研究者と対象者との間に「信頼関係」を築くという倫理原則
④公正	研究対象者に対し「公正」に「正当」に対応するという倫理原則
⑤真実性	対象者に対して「真実を述べる」という倫理原則
⑥機密保持	「プライバシーを守る」という倫理原則

日本看護協会　看護研究における倫理指針より一部抜粋
ICN（国際看護師協会）：看護研究のための倫理のガイドライン, 1996.をもとに作成

III 研究のプロセス

2 研究プロセスで求められる倫理的配慮

　倫理的配慮は、研究プロセスの各段階において必要とされます。看護研究における倫理指針のなかに、研究プロセスで求められる倫理的配慮が提示されています。

　研究課題の決定では、課題の研究が看護に寄与できるものかどうか、その意義や必要性を十分検討して決定しなければなりません。被験者や社会に利益をもたらす研究でなければ意味がないことを十分意識して、研究課題を見つけましょう。

　研究課題が明確になったら、研究計画書を作成します。計画書は、研究の過程を明確に示すものです。研究計画書によって被験者へ説明し、研究への同意を得ると同時に、倫理審査委員会の審査や研究のフィールドとなる施設などに提示し、許可を得ます。

　被験者への説明は、研究者の押しつけにならないよう、良好な関係性のなかで行いましょう。また、研究データの収集や収集後のデータは、被験者の安全・安楽から、プライバシーの保護、匿名性などに配慮し、厳重に管理することが重要です。

　研究の公表にあたっては、倫理的配慮を行ったことを記載することが重要です。研究結果を被験者が知りたい場合は、誠実に応えなければなりません。

　このように、研究活動を行ううえで倫理的に配慮しなければならないことが、倫理指針として提示されています。看護研究は、これらのことをすべて理解したうえで行わなくてはなりません。また、倫理審査体制などの組織としての責務についても示されています。

●研究計画書に含む内容（抜粋）

❶ 研究者氏名、研究者の所属組織、共同研究機関の名称
❷ 研究計画書の提出日時
❸ 研究の目的
❹ 研究の背景・意義（先行研究及び関連文献の検討を含めて記述する）
❺ 研究方法：研究対象者（募集方法、公平な選定方法）、研究期間、データの収集方法、手順、データの分析方法、結果の公表予定
❻ 倫理的配慮
❼ 同意書の手続き：・同意を得る方法を明記し、研究の説明書や同意書を添付する
・同意書へのサインが困難な場合には、その理由と代諾者の選定方法を記述する
❽ 研究の実施計画：研究の同意書、調査用質問紙・インタビューガイド・介入プロトコール等、計画書に関係する引用・参考文献

日本看護協会　看護研究における倫理指針より抜粋

文献

・黒田裕子：黒田裕子の看護研究 step by step 第3版. 学研メディカル秀潤社，東京，2006：269 – 280.
・佐藤登美編：新体系看護学10 専門分野Ⅰ 基礎看護学 看護学概論. メヂカルフレンド社，東京，2006：214 – 283.
・坪倉繁美編：具体的なジレンマからみた看護倫理の基本. 医学芸術社，東京，2005.
・高谷修：看護学生のための倫理学－黄金律による愛の実践 改訂2版. 金芳堂，京都，2007：1 – 33, 65 – 85, 139 – 136.
・波多野梗子，小野寺杜紀：系統看護学講座 専門分野Ⅰ 基礎看護学［1］看護学概論. 医学書院，東京，2002：301 – 302.
・藤田和夫編：これならできる看護研究. 照林社，東京，2007：19 – 20.
・星野一正：医療の倫理. 岩波書店，東京，1991：232 – 240.
・松木光子編：看護学概論 第4版－看護とは，看護学とは. ヌーヴェルヒロカワ，東京，2007：210 – 211.
・横山美江編：よくわかる看護研究の進め方・まとめ方 エキスパートをめざして. 医歯薬出版，東京，2007：92 – 101.

Key Word ●研究計画書 ●プライバシーの保護 ●倫理審査体制

●研究プロセスで求められる倫理的配慮

研究プロセス	倫理的配慮として求められる事項
①研究準備段階	・研究課題・研究方法に関する知識・技術 ・研究の意義・必要性の明確化 ・研究による利益・不利益の検討
②研究計画書作成段階	・計画の明確化 ・計画書に対する研究対象者の同意を得る方法の明記 ・計画書に対する倫理審査委員会の審査、研究フィールドの許可
③研究実施段階	・研究対象者への研究内容の説明 ・研究対象者の質問に十分に答え、断りにくい状況を避ける ・研究対象者の研究への同意には、時間的余裕をもつ
④研究参加同意の確認	・研究参加への同意は本人の意志か確認し、文書による同意をとる
⑤研究データの収集	・データ収集は研究対象者の安全・安楽を守る ・研究途中であっても、研究対象者が断る権利を保障する ・データはプライバシーの保護、匿名性など厳重に管理する
⑥データ収集後の段階	・研究対象者の不利益にならないよう最善を尽くす ・データ・資料を厳重に管理し、機密保持に努める ・介入研究によって有効な看護方法が判明した場合は、速やかに対照群の人々にも有効な看護を実施する
⑦研究公表の段階	・研究対象者のプライバシー、匿名性の保護に配慮する。固有名詞や「当院」「本校」などの表現は避ける ・論文中に倫理的配慮について記載する ・文献の引用・図表の転載など出典を明確にし、必要な場合は著作者の許諾を得る

日本看護協会　看護研究における倫理指針をもとに作成

●研究の同意書に含む内容（抜粋）

❶研究の目的・意義
❷研究方法・期間
❸研究への参加・協力の自由意思
❹研究への参加・協力の拒否権
❺プライバシーの保護
❻個人情報の保護の方法
❼介入研究・評価研究の場合には、具体的な介入方法の記述
❽データ収集方法（協力依頼内容、所要時間）
❾研究に参加・協力することにより期待される利益（研究対象者、社会）
❿研究に参加・協力することにより起こりうる危険並びに不快な状態とそれが生じた場合の対処方法
⓫研究中・終了後の対応
⓬研究結果の公表方法
⓭同意書へのサインが不可能あるいは困難な場合には、その理由と代諾者等の選定方針
⓮研究を行う看護者および研究責任者の氏名、所属、職名、連絡先、連絡方法
⓯日付および研究対象者の署名欄

※同意書は同じものを2通作成し、研究対象者と研究を行う看護者の双方が保管できるようにする
日本看護協会　看護研究における倫理指針より抜粋

III 研究のプロセス

4 データ収集と分析

1 データとは

　データとは、ある要素を測定し標識をつけて表現したものをいいます。数値で表し単位をつけられるものを量的データ（量的変数、定量的データ）と呼び、カテゴリーに分けられるものを質的データ（質的変数、定性的データ）と呼びます。看護研究では、質的研究によって得られたデータも質的データと呼びますが、ここでは調査研究など量的研究の場合を示しています。

　また、対象をとらえて測定するのに使う物差しを尺度といい、①名義尺度、②順序尺度、③間隔尺度、④比率尺度という4つの水準があります。

　名義尺度は、ある変数の、2つ以上の序列がつけられないカテゴリーで構成されていて、属性の区分や分類のみを示すものです。例えば、性別（男性、女性）や診療科（内科、外科、産婦人科など）などがあります。

　順序尺度は、序列がつけられたカテゴリーを有しているが、等間隔でないものです。「最近1か月のあなたの健康状態はいかがですか？」という主観的健康感を問う質問に対して「健康である」「まあ健康である」「どちらともいえない」「やや思わしくない」「思わしくない」のいずれかで答える場合、これら5つのそれぞれの間隔は等しいとはいえません。その他に「低い〜高い」「小さい〜大きい」「近い〜遠い」などが含まれます。

　間隔尺度は、序列がつけられたカテゴリーを有し、等間隔で絶対的0点のないものです。気温や知能指数など、その値は客観的に示されますが、0が絶対値ではありません。

　最も水準が高い比率尺度は、序列がつけられたカテゴリーを有し、等間隔でしかも絶対的0点をもつものです。身長や血圧の測定値などは0を基準（絶対値）として表すことができます。

　名義尺度や順序尺度で表されるものは質的データであり、間隔尺度や比率尺度で表されるものは量的データです。量的データは尺度の水準を下げて質的データにまとめることができますが、その逆はできません。

　尺度の水準により使用できる統計分析の方法が異なるので、あらかじめ分析方法を考えながら測定の仕方を決めるのがコツです。

2 データ収集の技法

　データを収集する主な方法には、観察法、面接法、質問紙法、電話法があります。それぞれの特徴を理解し、集めたいデータの内容、データの信頼性、回収率、労力や費用などを考慮して方法を選択しましょう。

3 データの集計方法

1) データの点検と入力

　データを集めたら、正確な集計・分析につなげるために次のような準備をします。まず、回答の仕方は指示にあっているか、回答の内容は妥当か、回答漏れはないか、などを点検します。

　「その他」として自由記述してある回答

| Key Word | ●量的データ ●質的データ ●観察法 ●面接法 ●質問紙法 ●電話法 ●尺度の水準 |

●尺度の水準

	尺度の水準	特徴	例	分析
質的データ	名義尺度	属性の区別や分類のみ	性別、診療科	百分率、χ^2検定など
	順序尺度	順序はあるが等間隔でない	主観的健康度、5段階評価	
量的データ	間隔尺度	等間隔だが絶対的0点はない	気温、知能指数	平均、標準偏差、相関関係、t検定などほぼすべての統計量
	比率尺度	等間隔で絶対的0点をもつ	身長、血圧	

●データ収集の方法

❶観察法（参加観察法、非参加観察法）　　❷面接法（構造的面接法、半構造的面接法、非構造的面接法）
❸質問紙法（郵送法、留置法、集合法）　　❹電話法

●データ収集の主な技法

❶観察法
　対象者の特性、言動、反応などを観察によりとらえる方法
　対象者とともに行動しながら観察する方法を参加観察法と呼ぶ。間近でありのままの様子を観察できるが、対象者に入り込みすぎるとデータの読み取りを誤る可能性がある。一方、対象者とはかかわらずに第三者としての立場に徹して、まわりから観察する方法を非参加観察法と呼ぶ。観察場面をビデオに録画するときは、事前に対象者の了解を得ることが必要

❷面接法
　面接による対象者との会話を通してデータを集める方法。すべて決められた項目にそって質問する場合を構造的面接法、ある程度の項目を決めておき、そこから会話を発展させる場合を半構造的面接法、質問項目を決めずに自由に会話する場合を非構造的面接法と呼ぶ
　面接法では、対象者自身の言葉で具体的な状況を話してもらえる、質問の意味を正確に伝えられる、回答の誤りが少ない、などの長所がある。しかし、調査者の態度や雰囲気、発問の仕方などが回答に影響する可能性がある、労力や費用がかかる、などの短所がある

❸質問紙法
　対象者の意識や行動などについて質問紙に回答してもらい、データを集める方法。多数の人から同時にデータを得られることが大きな特徴
　質問紙法には、①質問紙の配付と回収を郵送で行う郵送法、②調査者が訪問して回答を依頼し、1～2週間後に再び訪問して質問紙を回収する留置法、③1つの場所に集まった対象者に質問紙を配布してその場で回収する集合法がある
　郵送法では、費用が比較的安価ですむ反面、質問の意味が伝わりにくい、回答漏れがあるなどの場合があり、回収率も低くなりがちである
　留置法は、回収率が高く回答漏れも少なくてすむが、調査者の労力と費用がかかる
　集合法は、全員に対して一度に説明ができるため内容の理解が得られやすく、回収率も高いが、集まりの目的によっては対象者に偏りが生じる可能性がある

❹電話法
　電話を通して質問に回答してもらいデータを集める方法。質問の意味を正確に伝えられ安価ですむが、電話が苦手な対象者や忙しい時間帯は回答してくれない、一度に多くの質問ができない、などの点を考慮する必要がある

は、そのままでは集計できないため、何らかのカテゴリーに分類できないかを考えながら見ていきます。

　また、最も大切なのは、回答がない部分（選択肢に○がついていない部分）が"非該当"なのか"無回答"なのかを区別しておくことです。

　非該当は、「問１で"はい"と答えた人のみ問２に答えてください」という指示があるとき、問１で"いいえ"と答えたために問２を回答しなくてよい場合です。

　無回答は、記入をし忘れた、設問の意味がわからなかった、適切な選択肢がなかった、回答したくなかった、などの理由で回答していない場合ですが、いずれの理由かは調査者には判断できません。

　次にコーディング（coding）を行い、すべてのデータを数字で表せるように整理します。

・質問紙をつくるときにあらかじめ「１．はい　２．いいえ」と選択肢に番号をふっておくと、はい＝１、いいえ＝２とすぐにコーディングができて便利です。
・年齢や血圧などは基本的に値をそのまま使用しますが、「１．10歳代　２．20歳代」などカテゴリーで尋ねているときは、10歳代＝１、20歳代＝２とコーディングします。
・複数回答はそのままだと分析が難しいため、各選択肢について、あてはまる＝１、あてはまらない＝０としてコーディングします。
・非該当と無回答は、非該当＝99、無回答＝88など、回答に出てこない適当な数値を用いてコーディングします。
・何をどのようにコーディングしたのか忘れないように、一覧表（コーディングガイド）を作成しておくとよいでしょう。

　次はいよいよ入力です。質問紙にID番号をつけ入力しておくと、回答を見直したいときに役立ちます。それからコーディングガイドに沿って、エクセルなどのコンピュータソフトにデータを入力しますが、できるだけ入力ミスをしないように注意します。

　入力後も、質問紙との読み合わせをするなどデータ入力のミスがないかを再度点検します。

2）データの集計

　データの点検と整理を終えたら単純集計を行い、変数ごとの度数と百分率（％）、代表値（中央値、最頻値、平均値）、散布度（標準偏差、分散）などを求め、データの分布を調べます。数字を眺めるだけでなくヒストグラムやグラフを作成してみると、視覚的にも分布の様子が理解しやすくなります。

　また、クロス集計を行い変数間の組み合わせによるデータの分布傾向も調べてみます。「男性は女性よりも"はい"と答えている人が多いようだ」などと変数どうしの関係の糸口が見えてきます。エクセルやSPSSなどの統計ソフトを利用すると簡単に集計ができるのでぜひ試してみましょう。

　単純集計やクロス集計はデータのミスを発見する機会としても役立ちます。例えば、選択肢が「１．はい　２．いいえ」しかないのに「３」のデータがある場合、質問紙を見直して入力ミスなのか、回答の誤りなのかを突き止め、データを修正しておきます。

| Key Word | ●コーディング　●非該当と無回答　●単純集計　●ヒストグラム　●クロス集計 |

●データの集計方法

データの点検
回答の内容や方法、回答の漏れをチェックする

コーディング
・選択肢に番号を振っておく
・複数回答の場合は "1" "0" とする
・非該当と無回答を区別する
・コーディングガイドを作成する

入力
エクセルなどのコンピュータソフトに入力する

集計
・単純集計…変数ごとの度数と百分率、代表値、散布度などを求め、データの分布を調べる
・クロス集計…変数間の組み合わせによるデータの分布傾向を調べる

●コーディングガイドの例

問1　性別：男性＝1　女性＝2

問2　年齢：そのままの数値を入力する

問3　主観的健康観：
　　　健康である＝5　まあ健康である＝4　どちらともいえない＝3
　　　やや思わしくない＝2　思わしくない＝1

問4　血圧：そのままの数値を入力する
　　　　・
　　　　・
　　　　・

無回答：88　　非該当：99

●正規分布曲線

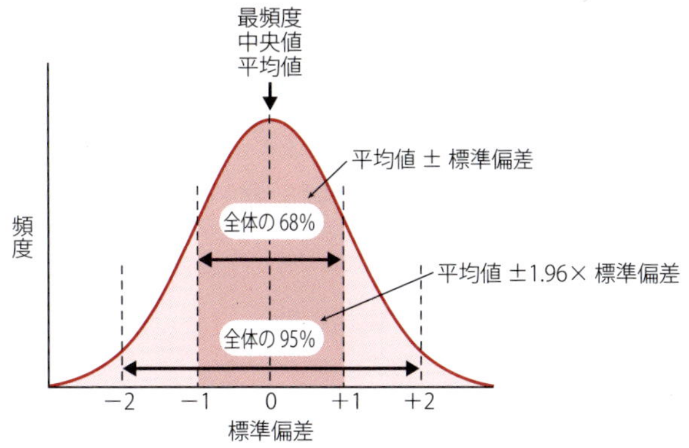

最頻度
中央値
平均値

平均値 ± 標準偏差
全体の68%

平均値 ±1.96× 標準偏差
全体の95%

−2　−1　0　+1　+2
標準偏差

頻度

身長、体重などの測定値は、測定を十分に繰り返すと、このような左右対称の釣鐘型の分布をとる
測定値が正規分布をしているとき、全体の95%が平均値 ±1.96× 標準偏差の範囲にある

4 データ収集と分析

Ⅲ 研究のプロセス

4 データの分析方法

　変数の関係を明らかにするためには統計的検定を行う必要があります。「AとBには差がある」と証明するには、まず「AとBは同じである」という帰無仮説を立てます。帰無仮説が正しいと仮定して、実際に生じた現象の起こる確率を計算します。その確率がとても小さければ仮説は正しくなかったと棄却され、「AとBは同じとはいえない」（＝差がある）ということになります。"正しくないので棄却したい＝無に帰したい"仮説が帰無仮説です。仮説を棄却するかどうかを判断する際の基準を有意水準といい5％または1％とします。

　データの検定方法は、①母集団の分布が正規分布かどうか、②従属変数が量的データか質的データか、により決まります。正規分布とは、分布図（ヒストグラム）をグラフ化したときに平均値を頂点にして左右対称（釣鐘型）になる分布をいいます。

　母集団の分布が正規分布であり、従属変数が量的データ（間隔尺度、比率尺度）である場合は、t検定、ピアソン積率相関などのパラメトリック検定[*1]を使います。母集団が正規分布をとらない、または従属変数が質的データ（名義尺度、順序尺度）である場合は、χ^2検定やマン・ホイットニー検定などのノンパラメトリック検定[*2]を使います。

　ただし順序尺度の場合には、5段階以上でカテゴリー間の分布が大きく偏っていなければ、量的データとみなして分析することもあります。

　看護研究では、データが正規分布をとりにくい、少ないデータ数しか得られないなどの場合も多く、近年ノンパラメトリック検定がよく使われています。検定法の具体的方法については触れませんが、表を参考にして検定方法を検討し、それぞれ専門書で学習を深めてください。

　データの分析結果は統計ソフトを使うと簡単に出力されます。たくさんの変数を一度に分析する多変量解析もあっという間です。しかし、正確な結果かどうかは、正確なデータを収集できているか、正確な集計ができているか、正確な分析方法を使えているかといった、これまでのプロセスしだいです。1つ1つの手順をきちんと進めていくことが重要です。

文献

・及川慶治編著，山蔭道明監修：超入門 らくらく使えるはじめての統計学－看護研究これで安心！うまくいく！メディカ出版，大阪，2008．
・石井京子，多尾清子：ナースのための質問紙調査とデータ分析 第2版．医学書院，東京，2002．
・中野正孝編：新版 看護系の統計調査入門．真興交易，東京，2003．
・横山美江編：よくわかる 看護研究の進め方・まとめ方－エキスパートをめざして．医歯薬出版，東京，2005．
・大木秀一：基本からわかる看護統計学入門．医歯薬出版，東京，2008．
・東京大学医学部保健社会学教室編：保健・医療・看護調査ハンドブック．東京大学出版会，東京，1992．
・ジョイス・J・フィッツパトリック，メレディス・ウォーレス編：看護研究百科．岡谷恵子翻訳編集，照林社，東京，2009．
・江原勝幸編著：看護学生のためのレポート書き方教室．照林社，東京，2008．

[*1] パラメトリック検定：データの分布が正規分布の場合に適用できる検定
[*2] ノンパラメトリック検定：データの分布が正規分布をとらない、または従属変数が質的データの場合に用いる検定

| Key Word | ●統計的検定　●帰無仮説　●有意水準　●正規分布 |

●検定の考え方

```
帰無仮説を立てる:     →  帰無仮説が正しいと仮定   →  有意水準（5％、1％）と比較する
「AとBは同じである」      して、実際に生じた現象       現象の起こる確率が5％または
                          の起こる確率を計算           1％未満の場合
                                                           ↓
                                                       帰無仮説を棄却する:
                                                       「AとBには差がある」
```

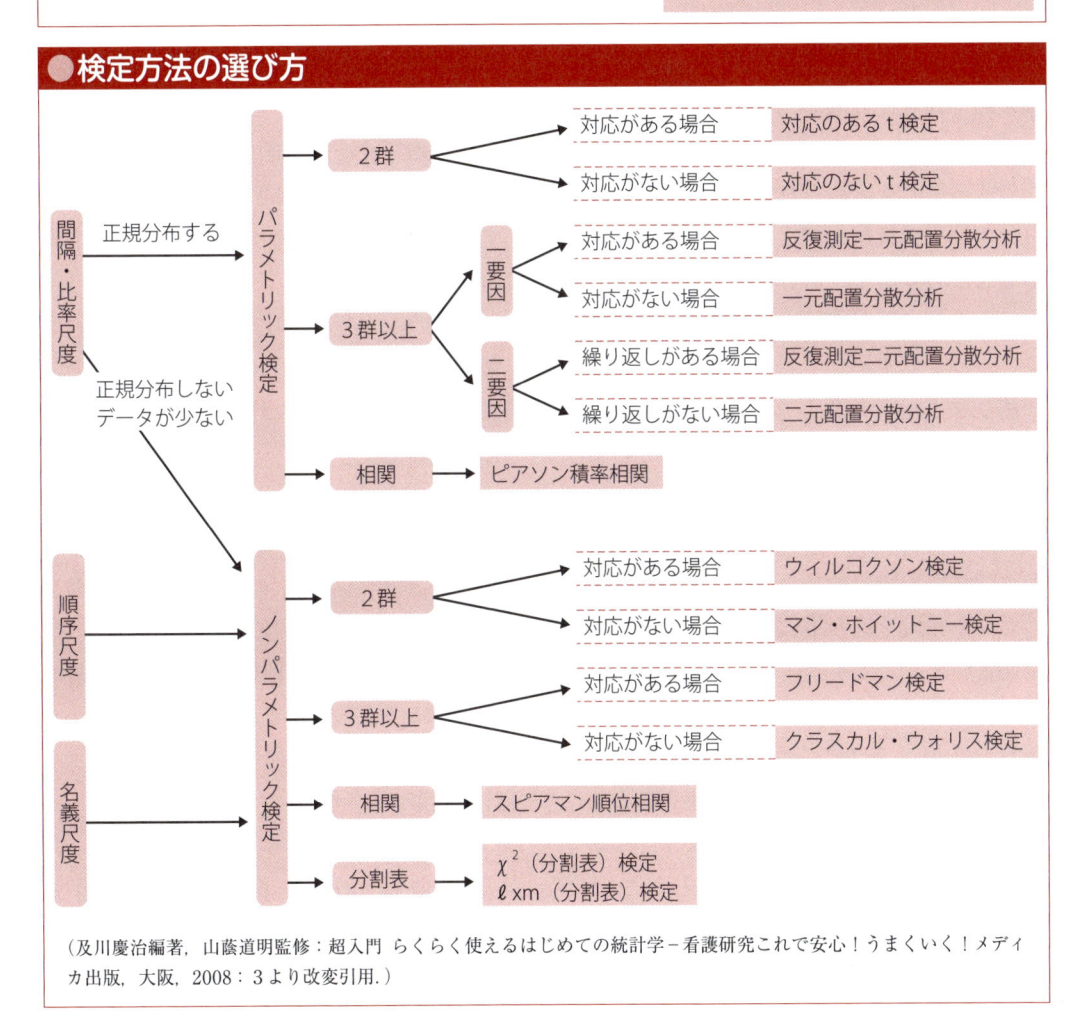

●検定方法の選び方

間隔・比率尺度
- 正規分布する → パラメトリック検定
  - 2群
    - 対応がある場合 → 対応のあるt検定
    - 対応がない場合 → 対応のないt検定
  - 3群以上
    - 一要因
      - 対応がある場合 → 反復測定一元配置分散分析
      - 対応がない場合 → 一元配置分散分析
    - 二要因
      - 繰り返しがある場合 → 反復測定二元配置分散分析
      - 繰り返しがない場合 → 二元配置分散分析
  - 相関 → ピアソン積率相関

順序尺度 / 名義尺度
- 正規分布しない データが少ない → ノンパラメトリック検定
  - 2群
    - 対応がある場合 → ウィルコクソン検定
    - 対応がない場合 → マン・ホイットニー検定
  - 3群以上
    - 対応がある場合 → フリードマン検定
    - 対応がない場合 → クラスカル・ウォリス検定
  - 相関 → スピアマン順位相関
  - 分割表 → χ^2（分割表）検定 / $\ell \times m$（分割表）検定

（及川慶治編著，山蔭道明監修：超入門 らくらく使えるはじめての統計学－看護研究これで安心！うまくいく！メディカ出版，大阪，2008：3より改変引用.）

III 研究のプロセス

5 結果の表現方法

1 表現形式

1）レポート
①レポートとは

　レポートとは、報告書を意味し、大学では実験や調査、体験の過程および結論を述べたものをいいます。事実だけを客観的に報告することを求められる場合と、事実に自分の解釈や推察を加えることを求められる場合があります。自分の考えをまとめるということに関しては、感想文と区別することが必要です。

　感想文とは、対象となる事柄に関して、自分の心に浮かんだこと、感じたこと、考えたことを書き留めたものであり、形式は自由です。感想文で求められる力は、筆者の感受性や表現力であり、どれくらい自分の思いや考えを読み手に伝えることができるかということです。

　一方、レポートでは、筆者がどのような観点から述べるのかを明確に示したうえで、事実に基づいて、その内容を正確かつ客観的に述べることを求められます。つまり、大学でのレポートは、見聞きしたこと、調べたこと、体験したことから「問題（課題）」を整理し、それについて考えを深めることができるかを問われるのです。

②レポートの構成

　前述のとおり、レポートは事実だけを客観的に報告する場合と、事実に考察を加える場合があります。レポートは表のような構成で作成し、考察は本論の最後に述べます。

2）論文
①論文とは

　論文とは、ある事柄について自分の考えを論理的に述べた文章です。小論文も論文の1つですが、ここでは研究論文を取り上げて説明します。

　自分の考えを客観的に示すためには、意見が正しいことを証明する根拠が必要です。なぜそう考えるのか、筋道を立てて理由を述べます。

　論文のなかでも、学術論文は、新しい事実、新しい概念、新しい技術など、自分の取り扱う事柄に「新規性」があることを示したものです。

②論文の構成

　序論・本論・結論という主要な構成は、考察を含めたレポートと同様ですが、論文の前に、要旨を記載することがあります。要旨は、論文を読む前に、その理解を助けるために作成しますが、論文とは独立して読まれることもあります。

3）抄録
①抄録とは

　論文抄録と学会発表用の抄録があります。論文抄録は前述の要旨（Abstract）のことです。論文抄録は、読者に論文の概要を伝えるものです。コンピュータで文献検索する場合は、論文のタイトルの次に読者が得る情報となります。読者はこの抄録を読んで、論文を取り寄せて読むかどうかを決めることになるため、重要な役割を果たします。学会誌などへ投稿する場合は、英文の抄録を求められることがあります。

| Key Word | ●報告書　●感想文　●研究論文　●学術論文　●論文抄録 |

●レポートの構成

●表紙	タイトル、所属・学籍番号・氏名、提出先、提出日など
●序論	タイトルを設定した理由（動機）、問題提起
●本論	A：実験した／調べた／体験した方法と内容 B：実験した／調べた／体験した結果わかったこと C：実験した／調べた／体験したことから考えたこと（考察）
●結論	本論のまとめ
●参考文献	レポートに使った文献、参考資料

●論文の構成

●表紙	タイトル、所属・学籍番号・氏名、提出先、提出日など
●要旨 （Abstract）	研究目的、方法、結果、結論を述べる。キーワードを3～5語示すこともある
●序論 （Introduction）	研究疑問とそれに関連して、これまでに行われた研究や示されている資料、文献にはどのようなものがあるのか、それらはどのような成果を得ているのか、どのような課題が残されているのかを明確に述べる。それらに基づき、取り扱ったテーマ（研究）の意義・位置づけ、目的などを述べる。資料や文献を用いる場合は、引用部分を明確に示す
●本論	**方法**：研究のタイプ、研究期間、研究の対象、研究方法（データ収集方法、分析方法）を述べる。実験研究の場合は、実験の手順を、調査研究の場合は、調査票作成の手続きを述べる。また、理論を用いた分析を行う場合は、理論の説明や用語の定義を示す。倫理的配慮も述べる **結果**：実験や調査で得られたデータ、分析によって得られた結果を図表を用いて文章化する **考察**：得られた結果から考えられること、なぜそのような結果が得られたのか、文献を用いながら自分の考えを客観的に述べ、研究疑問への回答を導き出す
●結論 （Conclusion）	研究によって明らかになったことを、序論と対応させながら記述する。序論で述べた研究目的に対して、どのような結果が得られたか、要点を簡潔に述べる。箇条書きにすることもある
●謝辞	研究や論文をまとめるにあたり、直接協力や助言をしてくれた人に対し、感謝の意を示す。その人の所属、肩書、氏名を示す場合は、事前に承諾を得ておく
●文献	序論や研究方法、考察で示した先行研究や資料・文献をリストする。本文中に番号や著者名と発表年を示し、番号順あるいはアルファベット順に示す
●付録	調査研究で用いた調査票、生データなど、本文中に入れては煩雑となるが、読者の理解を促すうえで必要な資料を添付する

III 研究のプロセス

●抄録の構成

●問題の所在	現状と研究疑問、研究目的
●方法	研究対象、研究方法、データ収集方法、分析方法
●倫理的配慮	
●結果	
●結論と知見	

　学会発表用の抄録は、内容的には論文抄録と同じですが、学会発表にエントリーし、採択の審査を受けるために作成します。この書き方によって、学会発表ができるかが決まるので、いかにわかりやすく、興味を引けるように書けるかが課題です。

　学会発表用の抄録では、倫理的配慮が明示されていることが求められます。演題が採択された後は、プログラム・抄録集に掲載されます。

②抄録の構成

　通常、抄録は字数が決められているので、その範囲内で作成します。一般的には、300～800字です。構成は表のとおりです。

2 表現方法

1）執筆前の準備

　読者に理解してもらえるように記述するためには、執筆する前に、十分に準備することが必要です。

①論文の骨組みを決める

　まず、論文の構成要素のなかに盛り込む情報を列挙します。それらを議論の道筋によってまとめたり、細かく具体的にします。論文作成の目的、執筆要領（投稿規定）を読み、それにそって記述します。

②図表の作成

　結果の記述に際しては、まず図表を作成しておき、それを説明する形で記述します。

③下書き

　記述する情報項目の一覧表と図表が完成したら、下書きを作成します。

　最近は、ほとんどの人がパソコンのワープロソフトを使って作成するので、下書きに肉付けしたり、文の移動や入れ替えは簡単にできると思います。ただし、論文作成の過程で、パソコンの故障やUSBメモリーなどの破損・紛失といったトラブルの発生もあり得るので、複数のバックアップをとっておきます。

④構成別の書き方のポイント

　論文を執筆するにあたって、ポイントをパーツごとに表（p.84～85参照）に示しました。

2）文章を書くコツ

①文

　読者に理解してもらえるように、できる限り具体的な表現をしますが、簡潔・明瞭であることも必要です。そのためには、1つの文をできるだけ短くし、1対の主語・述語が含まれるようにします。前の文と関係する語句は文の前に、後の文と関係する語句は文の後のほうに配置します。

　文体は「である」調とし、「……と考える」というように能動態にしたほうが、インパクトがあります。

Key Word ●学会発表用の抄録 ●文 ●図表 ●引用文献

②接続詞

　接続詞には、直前の文に順接（したがって、それゆえ）・逆接（しかし、しかしながら、一方、他方、対照的に）・添加（さらに、それにくわえて）・並列（また）を示すものがあります。また、離れた文との関係を示す接続詞（上で述べたように、前述の、後で示すように）もあります。

　正しい接続詞を用い、同じ接続詞が何度も続かないよう工夫します。

③代名詞・指示代名詞

　指示語には、「この、その、あの」「このような、このこと」などがあります。また、指示代名詞には「これ、それ、あれ、これら、それら、あれら」などがあります。いずれも直前の名詞を示しますので、その点に注意して用います。

④段落（パラグラフ）

　段落の最初に、その段落の中身を引き出す文、あるいはその段落を要約した文（トピック・センテンス）を書きます。1つの段落では、その段落に関連したことのみ記述します。1つの段落が終了したら改行し、次の段落は全角1字分のスペースを空けます。

⑤引用

　自分の意見と文献などの引用を区別する必要があります。自分の意見は能動態で「……と考える」と表現し、引用は受動態で「……と考えられている（文献）」と表すと、区別がつきやすくなります。

　また、引用の表現には以下のような方法があります。

・「……と報告されている（鈴木、2006）」
・「鈴木（2006）は……と報告している」

3）図表の作成

　プレゼンテーションでは、図を用いるとインパクトがありますが、論文では、表を用いたほうが伝えたい情報を的確に伝えられることもあります。

　表は表、図は図で別々に通し番号をつけます。表のタイトルは表の上に、図のタイトルは図の下につけます。さらに、それぞれ簡単な説明文をつけます。

　図表は、本文中で必ず引用します。掲載される冊子や雑誌の印刷を考慮し、モノクロ印刷の場合は、色の濃淡がわかりやすいデザインにします。

4）引用文献の記載方法

　本文中に引用した論文を著者名と発行年で示す場合と、文献番号をつける場合があります。

　前者の場合は、著者名をアルファベット順もしくは五十音順に並べます。同じ著者の文献を複数引用している場合は、発行年の早い順に記載します。

　文献番号をつける場合は、一般に本文中に片括弧の数字を上付1/4で記入し、その番号に合わせて、文献を示します。

　著者が複数いる場合は3人まで表記し、4人目からは「ほか」とすることが多いようです。

　p.85の表は一般的な記載方法ですが、記載要領(投稿規定)にしたがって書きましょう。

III 研究のプロセス

●論文執筆のポイント

タイトル	題目から研究内容が推測できるように書く。あまり長いと、逆にどんな研究なのかわかりにくくなってしまうので、研究方法を示すキーワードを入れて、40字以内にする 調査対象や取り扱った変数（従属変数・独立変数）を示すようにする。研究目的によって、タイトルの形式がおおよそ決まる ●因子探索型研究：「○○○の要因」「○○○の過程」「○○○の実態」 ●関係探索型研究：「○○○に関係する要因」 ●関連検証型研究：「□□が××に及ぼす影響」「□□と××の関係の検証」 ●因果仮説検証型研究：「△△の○○に対する効果」「○○に対する△△の有効性」 ※「○○○に関する研究」という表現では何を行ったのか、わかりにくくなってしまうので好ましくない
要旨	序論、本論、結論を書き上げた後でまとめる
序論	●これまでの経過や現状から問題提起をする（リサーチ・クエスチョンを示す） ●なぜその問題（テーマ）を取り扱うことにしたのかを、先行研究などの文献や資料を用いて説明する。論文では、ここが重要となる ●問題を解決するためにどのようなことを行うのか、目的と方法の概要を述べる ●目的は序論の最後に記述するか、別に項立てして示す。その際、リサーチ・クエスチョンと一貫性があること、関連検証型および因果仮説検証型の研究では、仮説、独立変数と従属変数を示す ●一般に、広い範囲→狭い特定の問題に絞る弁証法的な展開で記述すると、説得力が増す ●先行研究の紹介： 「……は……という点で重要な問題であり、これまで多くの研究がなされてきた。」 ●そのテーマを取り扱うことの意義： 「しかし、……についての研究はほとんど行われていない。」 ●研究目的と方法の概要： 「そこで本研究では、……を明らかにすることを目的として、……を行う。」
本論	**方法** ●どのような研究デザインであるか、研究のタイプを用いて記述する ●研究対象は、標本の抽出方法や条件（除外条件）を記載する ●データ収集方法では、関連検証型および因果仮説検証型の研究の場合、用いた尺度と尺度作成の手続き、尺度の妥当性・信頼性についても記載する ●分析方法では、量的研究の場合は、用いた統計法とソフトウエアについて記載する ●質的研究の場合は、分析の手順と信憑性を得るための方法を記載する ●最後に、倫理的配慮を必ず記載する **結果** ●分析の結果、明らかになったことを図表を用いながら系統的に示す ●図表は、素データまたは、統計処理したデータである

本論	●量的研究では、用いた統計方法と結果を数値で示しながら述べる ●質的研究で、研究参加者の発言や手記を記載する場合は、あらかじめ了承を得ておき、個人が特定できないように細心の注意を払う **考察** ●得られた結果に関して、なぜそのような結果が得られたのか、他の研究との比較や再解釈、研究結果がより一般的な条件下でどのような意味をもつか、研究で生じる問題点と今後の課題を述べる ●何を論じるのか、見出しをつけて示したほうが、読者に理解してもらいやすくなる
結論	論文内容をある程度理解した読者を対象とするので、論文抄録とは異なった内容となる。結果と考察を短くまとめるが、主な内容は、研究デザイン、方法、関連検証型および因果仮説検証型の研究の場合は、仮説とそれが支持されたのか、得られた知見（先行研究との相違、独自性）、一般化について、研究の限界と課題などを示す

●引用文献の記載方法の例

本文中の引用文献表記

・著者名と発行年
認知症高齢者の場所の見当識障害は、空間認知力の低下によるものであるといわれている（森、2001）。

・文献番号
認知症高齢者の場所の見当識障害は、空間認知力の低下によるものであるといわれている[1]。

文献欄の引用文献表記

・雑誌
著者名：論文タイトル．雑誌名 発行年；巻（号）：最初の頁－最後の頁．
（例）山田晧子：脳卒中患者の主介護者における生活全体の満足度とその関係要因．老年社会科学 1997；18（2）：134－146．

・単行本
著者名：書名 版．出版社名，発行地，発行年．
（例）大井静雄：カルテ用語辞典 第4版．照林社，東京，2006．

・翻訳書
原著者名，訳者名：翻訳書名 版．出版社名，発行地，発行年．
（例）Betty J. Ackley, Gail B. Ladwig著，中木高夫監訳：看護診断ガイド．照林社，東京，1995．

・インターネット
サイト運営主体（記事日付）．情報テーマ．サイトURL．情報入手日．
社団法人日本看護協会（2009年4月）．看護職が関与した医療事故報道について．Available at：http://www.nurse.or.jp/nursing/practice/anzen/pdf/2009/200904.pdf Accessed February 18 2010.

III 研究のプロセス

3 プレゼンテーション

　プレゼンテーションとは、研究成果（発見した事実や考察など）を人々に説明し、納得を得る行為をいい、成果を他の人々と共有すること、看護実践・看護教育・看護研究に提言することを目的として行います。

　学会などで発表すれば、それが業績となります。発表の仕方が悪いと正しく評価されないこともありますので、プレゼンテーション能力も重要です。

　プレゼンテーションを上手に行うためには、以下のような準備を行います。

1) パワーポイント・スライドの作成

　まず、何を発表するのかを明確にします。発表を時間内に収めるために、無理に詰めこんで早口で話したり、短時間の説明で次々と新しいデータを見せると、結局何も伝わらず、その発表自体が失敗に終わってしまいます。成果が複数ある場合は、発表したいことを1つ、または2つに絞り込み、それを基にスライドを作成します。示説（ポスターセッション）の場合は、ポスターの作成を行います。

2) 発表原稿の作成

　発表原稿は、プレゼンテーションで原稿を読み上げるためではなく、発表する内容を整理する目的で作成します。原稿は、短文で、明確な表現を用います。

3) プレゼンテーションの練習

　本番前に、発表の練習を行います。練習は声を出して行い、聞いている人から意見や感想をもらいます。どこをどのように直せば誤解が生じにくくなるのか、具体的なアイデアをもらって修正します。

4) プレゼンテーションの方法

　プレゼンテーションの方法とポイントを表に示します。

5) 発表会のもち方

　教員が主導して発表会を行うことが多いと思いますが、可能な限り、学生も参加するとよいでしょう。表に主な手順を示します。

　質問がまったく出ないということがないよう、あらかじめ1名の指定討論者を決めておく、座長が質問を考えるなどの準備を行うこともお勧めです。

4 学会へのエントリー、論文の投稿

　指導教員と相談して、自分の研究テーマや内容により、採択してくれそうな学会を探します。学会への応募要領や投稿規定を取り寄せ、それにそって抄録や論文を作成します。学会の多くは、学会発表や学会誌への投稿の条件として、学会員であることを挙げていますので、入会手続きをします。

　また、卒業研究としてまとめた論文を発表する場合、発表するときには社会人となっていることが多いので、勤務先の責任者の許可を得ます。

　学会発表用の抄録や投稿論文には査読というシステムがあり、発表や掲載にこぎ着けるには、これをクリアする必要があります。査読結果が戻ってきたら、指導教員と相談して修正を行い、査読者のコメントへの返答を添えて再提出します。

　論文の出来や学会のハードルの高さにもよりますが、投稿論文の場合、1～2回の査読による修正は覚悟しておきましょう。あとは、幸運を祈ります！

| Key Word | ●学会発表　●論文投稿 |

●プレゼンテーションの方法

❶ 心得を確認する
- 発表は演技（パフォーマンス）であること、発表は聴衆を楽しませるためのものであって、物事を教えるのではないということを肝に銘じる

❷ 出だしを大切にし、大きな声ではっきりと話す
- お笑いと同じように、つかみが肝心。発表原稿は持っているだけで見ない（読むのではなく話す）ようにする
- 少しの文章をゆっくり、考えながら話し、文節で間をとると、読んでいるのではなく話しているように聞こえる

❸ 聴衆のほうを向いてアイコンタクト、ジェスチャーを用いて話す
- 部屋の四隅にいる人や、特定の人の目を見て話すようにする
- 服装は好感度のあるものを選び、マイナスの印象を与えるジェスチャーをしないように注意する

❹ 質問への回答もぬかりなく行う
- 予想される質問をいくつか考えて、それに対する回答を用意する。実際に質問を受けたら、質問者に謝意を述べる
- 緊張していると質問内容を忘れてしまうこともあるので、受けた質問をメモし、質問されたことを繰り返して意図の取り間違いを避ける。もし、質問の意図がわからないようなら、あいまいな返答をするより、聞き返して確認する
- 簡単に答えられない質問の場合は、「それについては後でお答えします」と対応する
- 研究方法の不備について指摘され、それが正しい場合は素直に認め、今後の研究に活用する旨を伝える

●発表会のもち方

- 日時を決めて会場や機材の予約をとる
- 関連するテーマ・内容の研究を集めて群をつくり、時間配分と発表の順番を決める
- 座長、タイムキーパー、会場係などの役割分担を行う
- それぞれの役割業務についてマニュアルを作成する
- 発表会の案内・プログラム・抄録集などを作成し、配布する

文献
- 木下是雄：理科系の作文技術．中公新書，東京，1981．
- 諏訪邦夫：発表の技法－計画の立て方からパソコン利用法まで．講談社，東京，1995．
- 河野哲也：レポート・論文の書き方入門．慶応義塾大学出版会，東京，2002．
- 吉田健正：大学生・大学院生のためのレポート・論文の書き方 第2版．ナカニシヤ出版，京都，2004．
- 小笠原喜康：大学生のためのレポート・論文術－インターネット完全活用編．講談社，東京，2003．
- 松本茂，河野哲也：大学生のための「読む・書く・プレゼン・ディベート」の方法．玉川大学出版部，東京，2007．
- 小笠原喜康：新版 大学生のためのレポート・論文術．講談社，東京，2009．
- 関山健治：私家版 学会発表マニュアル 増補改訂版（第4版）．1999．Available at：http://sekky.tripod.com/presman.html Accessed May 18 2010．
- 島宗理：研究発表マニュアル［口頭発表編］．Available at：http://www.naruto-u.ac.jp/~rcse/s_opre.html Accessed May 18 2010．

● 最新看護索引の分類 ●

1. 専門職としての看護	25. 看護教育
2. 看護歴史・看護職の伝記	26. 母性看護・母性保健
3. 看護事情	27. 小児看護・小児保健
4. 看護理論	28. 成人看護・成人保健
5. 看護倫理・医の倫理	29. 老人看護・老人保健
6. 看護心理	30. 精神疾患と看護
7. 看護技術	31. 心身障害と看護
8. 臨床検査と看護	32. 公衆衛生
9. 放射線と看護	33. 地域保健・地域看護
10. 看護過程	34. 訪問看護・在宅看護
11. アセスメント	35. 学校保健
12. 看護計画	36. 産業保健
13. 看護記録	37. リハビリテーションと看護
14. 看護評価	38. 栄養と食事
15. 看護管理	39. 対症看護
16. 看護労働	40. 手術室看護・術前術後の看護
17. 看護用具	41. ICU・CCU看護
18. 看護制度・政策	42. 救急医療と看護
19. 医療制度・医療問題	43. 終末期看護
20. 日本看護協会	44. 看護における性問題
21. 看護関係団体	45. 災害看護
22. 看護事故・医療過誤	46. 健康科学
23. 看護と情報科学	47. 日本看護学会ほか
24. 看護研究	

Part IV 学生の研究論文と指導教員の講評

IV 学生の研究論文と指導教員の講評

基礎看護研究■実験研究

足浴で薬用植物(唐辛子)と人工炭酸入浴剤を用いたときの保温効果と在宅への有用性

山口仁美
茨城キリスト教大学看護学部看護学科
(現・水戸赤十字病院看護師)

指導教員 山口瑞穂子

要旨

　本研究は、浸湯足浴に薬用植物(唐辛子)と人工炭酸入浴剤(以下、入浴剤)を用いて足浴後の足底部の皮膚表面温度の保温持続効果を明らかにし、保温方法と唐辛子を用いた足浴の有用性の検討を目的とした。対象者は基礎疾患のない女子大学生13名とし、年齢と性別を一致させ浸湯足浴を実施した。足浴終了後は、経時的に皮膚表面温度を60分後まで測定した。その結果、唐辛子を用いた足浴は、入浴剤を用いた足浴と比べ、皮膚表面温度が緩やかな低下を示し、冷めにくいことが示唆された。唐辛子を用いた足浴は、足浴終了60分後でも、足浴直後の皮膚表面温度を上回り、保温持続時間が長いことが示された。この結果から足浴の温熱効果に加え、唐辛子には、保温効果を延長させる効果があることが明らかになった。辛味成分のカプサイシンの皮膚刺激作用は、血液循環を促進させる効果があり、入浴剤よりも低コストで在宅でも安易に保温効果が得られることが明らかとなった。

Key word：足浴、保温効果、皮膚表面温度、薬用植物、人工炭酸入浴剤

I. はじめに

　足浴は下肢の循環不全や入院中に入浴できない人へ実施され、入浴習慣のある日本人や高齢者にとって入浴に代わるものとして重宝されている。そのため、より効果のある足浴ケアが求められている。

　近年の研究では、足浴による保温効果が注目され、薬湯の皮膚刺激作用による保温効果が科学的に分析されている。そのなかでも身近な唐辛子の辛味成分は全身の保温効果について、安全かつ効果的と報告されている。唐辛子の辛味成分にはカプサイシンがあり、皮膚や粘膜に塗ると、皮膚刺激作用により血管を拡張させ、血液循環を活発にし、保温効果が得られることが明らかになっている。一方、薬湯の効果も明らかにされている。しかし、薬湯は多くの種類があり、効果もさまざまで薬湯の生体への効果に関する研究は不十分である。

　日本には、風呂に対する風習があり、端午の節句には菖蒲の葉を湯船に浮かべ入浴する菖蒲湯がある。これは、厄除けの意味や丈夫になれという願いが込められている。また、冬至に柚子風呂に入る風習もある。柚子の香気に包まれると体の芯まで温まるといわれ、江戸時代から愛されている。このように、日本では四季を生かし、季節おりおりの自然の恵みを香りとともに体内に取り入れ、そのときどきに応じて薬湯の効果や効能を得てきた。

　近年では、川は用水路化し水は生活排水・工業排水で汚れ、きつい塩素消毒が施され、敏感肌の方の肌荒れの原因となっている。また、昔に比べ菖蒲など自然の恵みが手に入りにくくなっている。

　その反面、種々の入浴剤があり効能や効果により自然の恵みと同じ効果を安全に手軽に得ることが可能となり、入浴剤による入浴を楽しむ人が増えている。入浴剤に含まれる炭

酸ガスは皮膚から浸透し血管を拡張させ、皮膚血流量を増加させ保温効果をもたせる効果があるとされている。しかし、市販されている入浴剤を使用し毎日、同じ効果を継続的に行おうとすると経済的に負担が出てくる。

足浴は、入浴習慣のある高齢者にとって馴染みやすく全身の入浴よりも身体的に負担とならない。また、足浴は在宅療養者の清潔ケアとして入浴よりも手軽であるため多く利用されている。そのため継続して行うためには、身近で手軽に購入できる唐辛子を用いて効果的に保温効果が得られれば、在宅での継続的な効果が期待できる。

Ⅱ．研究目的

唐辛子を用いた足浴と入浴剤を用いた足浴を実施し、足底部の皮膚表面温度の変化を比較、検討する。その結果から、唐辛子を用いた足浴後の皮膚表面温度の保温上昇変化で効果を明らかにする。また、経済面や用途についても検討し、在宅での使用が可能であるかを明らかにする。

Ⅲ．研究方法

1．研究デザイン

準-実験的な研究デザインによる量的研究。

2．実験期間

平成19年9月3日～9月21日。

3．対象者

基礎疾患のない本大学の女子大生13名。

4．測定機器

皮膚温度計は、ダイナスコープ7000シリーズ・ベッドサイドモニタDS-7100システムを使用した。

5．実験環境と足浴方法
1）条件

実験は、本大学3階実習室で室温24.0±1.5、湿度40～50％に保たれた環境下で実施した。

対象者には、唐辛子を用いた足浴と入浴剤を用いた足浴を実施。実施順序は無作為に決定し、両実験は1日あけ体験した。また、対象者の服装は上肢は半袖・長袖のパジャマ、下肢は、長ズボン（パジャマ）を着用した。

2）方法

本研究での足浴は浸湯のみで行い清拭などの摩擦は行わず実施した。

ベースンに外踝が浸る程度までピッチャー2杯分の温湯約4Lを注ぎ、10分間浸湯する。また、ベースン周囲と水面、床に市販の保温シートを用いて湯温の低下を防止した。

3）浸湯の種類
（1）唐辛子の使用

乾燥赤唐辛子（1/2約0.05g）を粗く輪切りにし、ガーゼに種ごと包み4Lの湯の中で30回振り、10回親指と人差し指で強く揉んだ。
（2）入浴剤の使用

4Lの湯に対し1gの入浴剤を入れ、すべて溶け終わった時点で行った。入浴剤の成分は、**表1**の通りである。

表1　入浴剤成分

有効成分	その他の成分
炭酸水素ナトリウム 炭酸ナトリウム	フマル酸・ブドウ糖ポリエチレングリコール6000・酸化マグネシウム デキストリン・ケイ酸カルシウム・ショ糖脂肪酸エステリボフラビン・香料

6．測定方法

実験手順は図１の通りである。

実験開始前の５分間は、ベッド上に臥床し安静を保ち、足底部の第２と第３の指の骨の間で窪んでいるところ（つぼでいう湧泉）※に皮膚温度計を装着しテープで固定して基礎温度となる安静時の皮膚表面温度を測定した。測定後、ベッド近くの背もたれ付きの椅子に座位となり、10分間42±0.3℃の温湯に浸湯した。湯温は、５分後・10分後に湯温計で測定した。足浴後41℃のあがり湯に足を10秒浸湯した。終了直後はタオルで下肢を巻き、タオルの上から３回手の平で押し水分を拭き取った。拭き取り後、右足底部に再び皮膚温度計を取り付け、足浴直後の皮膚表面温度を測定した。測定時、ベッドに臥床し熱の放散を防ぐために布団をかけ足浴直後から60分後まで５分後以降は10分間隔で経時的に測定した。

（※湧泉：足裏のつぼ。腎の働きを助け、身体の水分調整を行う。身体を温める働きをもち、自律神経を整える効果がある。）

7．分析方法

対象者の唐辛子と入浴剤の浸湯足浴後の皮膚表面温度を経時的に測定しExcelを使用して平均、標準偏差を算出し、対応のあるｔ検定を行った。なお、危険率５％未満を有意水準ありとした。

8．倫理的配慮

対象者に口頭と書面で本研究の目的・方法を説明し、本研究で得られたデータは個人が特定できるような形では公表しない、得られた結果は本研究以外では使用しない、測定中苦痛や疲労を感じた場合には途中で中断できそれにより不利益が生じることはない、研究への参加は自由意志であることを説明したうえで研究協力への同意が得られた者を対象者とした。

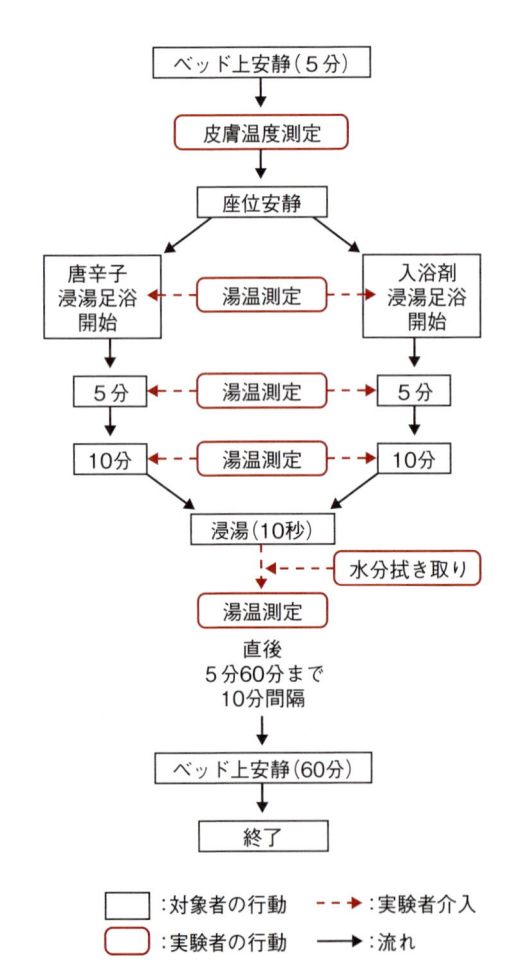

図１　浸湯足浴による皮膚表面温度測定実験の流れ

Ⅳ．結果

１．対象者の概要

対象者13名の平均年齢は、21.8±1.6歳であった。

対象者13名に実験中・実験後に口頭での体調不良などの訴えはなく、浸湯部位に発赤などの皮膚トラブルは見られなかった。

2．皮膚表面温度の変化
1）唐辛子を用いた足浴の場合

　足浴前の対象者13名の皮膚表面温度の平均、標準偏差は30.5±1.15℃であった。皮膚表面温度は足浴終了直後から5分後に上昇した。最も高い皮膚表面温度を示したのが足浴終了20分後であり、35.2±0.76℃であった。この温度は、足浴前の温度から4.7℃の上昇であった。その後は、60分後まで緩やかに低下し、60分後の皮膚表面温度は、足浴前から4.0℃上回っていた。足浴前との皮膚表面温度と有意差がみられたのは5分後以降であった（表2）。

2）入浴剤を用いた足浴の場合

　足浴前の対象者13名の皮膚表面温度の平均、標準偏差は30.5±0.99℃であった。皮膚表面温度は足浴終了直後から5分後に上昇した。最も高い温度を示したのが足浴終了5分後と10分後であり、34.4±0.83℃であった。この温度は、足浴前の温度から3.9℃の上昇であった。その後は10分後まで皮膚表面温度は保たれていた。しかし、10分後から低下がみられ60分後まで低下を示した。60分後の皮膚表面温度は、足浴前から1.9℃上回っていた。足浴前との皮膚表面温度と有意差がみられたのは5分後以降であった（表2）。

3）唐辛子と入浴剤の皮膚表面温度の比較

　唐辛子を用いた足浴と入浴剤を用いた足浴の皮膚表面温度の差が見られたのは足浴終了50分後であった。その時、唐辛子を用いた足浴のほうが入浴剤を用いた足浴よりも2.2℃高かった。足浴終了10分後から足浴終了60分後までの間、唐辛子を用いた足浴と入浴剤を用いた足浴との間に有意差がみられた（$p<0.05$）。

表2　皮膚表面温度の変化
皮膚温度（℃）平均±SD（n＝13）

	唐辛子	入浴剤
足浴前	30.5±1.15	30.5±0.99
足浴直後	33.8±1.5	33.4±1.26
5分後	34.9±1.06	34.4±0.8※
10分後*	35.1±0.95	34.4±0.88※
20分後*	35.2±0.76※	33.8±0.1
30分後*	35.1±0.66	33.2±1.2
40分後*	34.9±0.58	32.9±1.51
50分後*	34.8±0.61	32.6±1.7
60分後*	34.5±0.67	32.4±1.69

※：最も高い値を示した温度
＊：各時間において唐辛子を用いた足浴と入浴剤を用いた足浴を比較して有意差が認められた（$p<0.05$）

3．皮膚の保温持続時間
1）唐辛子を用いた足浴の場合

　足浴前の皮膚表面温度が足浴直後には、3.3℃上昇である。最も高い値を示したのは、20分後で直後との差は1.4℃であった。その後も60分後まで直後の値を下回ることはなく温かさが持続している。60分後には直後と比較し0.8℃上回っていた。最高値を示す20分後と60分後との比較では0.7℃低下した（表2）。

2）入浴剤を用いた足浴の場合

　足浴前の皮膚表面温度から直後には2.9℃上昇した。最も高い値を示したのは、5分後、10分後で直後との差は1.0℃であった。足浴終了30分後には直後の皮膚表面温度から0.2℃下回った。その後も60分後まで皮膚表面温度が下回り続け、60分後には直後と比較し1.0℃下回っていた。最も高い値を示したのは、5分後、10分後との比較で、2.0℃低下した（表2）。

4．唐辛子と入浴剤を用いた足浴でのコストと用途

1）唐辛子を用いた足浴の場合

　本研究で使用した唐辛子は市販されているものであり、価格は1袋20g、約100本入りで100円程度で市販されていた。カプサイシンによる保温効果は、温熱シップや靴下、化粧品など幅広く利用されている。入浴法では6～7本を荒く輪切りにしガーゼで包み温湯に浮かべるのみである。特に唐辛子はスパイスとして食品に多く利用されている。そのため自宅で栽培している人も少なくない。

2）入浴剤を用いた足浴の場合

　本研究で使用した入浴剤は市販のものであり1錠70円程度で購入でき、1箱20錠入りを890円で購入することができる。用途として150～200L程度の湯に1錠を溶かし入浴するのみである。臨床や施設において入浴剤を足浴に用いて摩擦を加え、足部の清潔や保温効果を得ることを目的に利用されている。

V．考察

　本実験は、唐辛子を用いた足浴を入浴剤を用いた足浴と比較し皮膚表面温度の保温持続効果・在宅への活用が可能であるのかについて検討した。

1．足浴方法の違いによる皮膚表面温度の保温持続効果

　唐辛子を用いた浸湯足浴と入浴剤を用いた浸湯足浴とを比較し、皮膚の保温持続時間の変化をみると唐辛子を用いた足浴の保温持続効果が有意に下肢にあることが明らかになった。飯野らの研究で10分間の浸湯足浴で中枢温（右鼓膜温）は0.2～0.5℃の上昇を示し、体内血液を温め保温効果があると示唆している（飯野、2000）。また、岩鶴らの研究では浸湯足浴で足浴終了60分後と足浴前の皮膚温を比較した結果、末梢温（左母指）では1.2℃上昇し、中枢温（前額部）では0.4℃上昇を示している（岩鶴、2003）。このことから浸湯は温湯のみでも皮膚温を上昇させ、保温効果があるといえる。本研究では、温湯に唐辛子と入浴剤を加えて浸湯足浴を実施し、足浴終了60分後に唐辛子を用いた足浴では足浴前より4.0℃上昇し、入浴剤を用いた足浴では1.9℃の上昇を示している。これらの結果から先行研究に示された皮膚温度の上昇は、測定部位の違いがあるため一概には比較できないが、本研究では皮膚表面温度の上昇値も高く、浸湯足浴に唐辛子や入浴剤を加えたことで下肢の保温効果が持続したといえる。

　唐辛子を用いた足浴のほうが皮膚表面温度の低下が穏やかである。60分後で唐辛子と入浴剤では唐辛子のほうが入浴剤に比べ直後の温熱効果が持続しているといえる。また、唐辛子と入浴剤の最高値と足浴終了60分後の差は、入浴剤に比べ唐辛子のほうが皮膚表面温度の低下が少ないといえる。このことから唐辛子を用いた足浴は、足浴終了後の下肢の冷えが入浴剤を用いた足浴よりも唐辛子を用いた足浴の方が起こりにくいことが示唆された。これらの背景には唐辛子に含まれるカプサイシンにより、皮膚表面の血管が拡張し血液循環が活発になり、皮膚表面温度を上昇させたと推定している（許、2006）。また、浸湯のみでも効果があることから皮膚表面温度の上昇には浸湯本来の効果の関連も示唆できる。本研究では、唐辛子と入浴剤を用いた浸湯足浴で皮膚温度の上昇がみられ、保温効果を保った背景には浸湯のみでの温熱効果に加え、さらに唐辛子による皮膚刺激作用が加わったことでより血管の拡張が起こり血液循環が促進したといえる。また、唐辛子を用いた足浴が入浴剤を用いた足浴よりも保温効果を示すのは、唐辛子のほうが皮膚刺激がより

強く血管拡張物質の形成により血管の拡張がより持続するためと考える。

局部の保温効果を持続させるためには、皮膚刺激作用による血管の拡張および血流量の増加が持続することが必要であるといえる。しかし、本実験では皮膚表面温度のみの測定であり、実際の血流量などを測定し科学的に証明していないため妥当性は低いといえる。

2．保温持続効果を高める効果的な方法

本研究では、足底部での皮膚表面温度の測定である。大原は、外気温が低く、血流量と外気温との差が大きくなるほど血流量変化の皮膚温に及ぼす影響は大きいとしている（大原、1995）。そのため末梢に近く、特に皮膚表面温度の上昇が大きい唐辛子を用いた足浴では、環境の影響が入浴剤を用いた足浴よりも大きいと考える。本研究では、熱の放散を防ぐために臥床時は布団をかけた。その結果、皮膚温の経時的比較で有意差があることから熱の放散は少なかったと考える。また、足浴後も保温持続効果を保つためには布団などをかけ外気温との接触を避け、熱の放散を防ぐ必要性がある。しかし、本研究では、部屋への出入りや対象者の入眠や体動の有無を条件とせず、実験期間中の気候による室温・湿度への変化があり、環境の調節が不十分であったと考える。そのためこれらの環境が、測定値に影響を与えている可能性がある。

3．在宅において唐辛子を用いた足浴の活用

日本人は健康への興味や関心が高い。マスメディアが健康食品の情報を配信すれば次の日にはその食品が食品棚からなくなる状況である。そして、より健康を維持するために効果のあるものを求めている。しかし、現代の日本は、物価の上昇により経済面を考慮した健康維持の方法を考えなければならない。

在宅の要支援・要介護高齢者では91％が下肢の変調をきたしその原因は、下肢の循環障害や皮膚代謝障害などである（新田、2005）。循環障害を改善するためには血液循環の促進が必要であり、より血液循環が促進される温湯に唐辛子や入浴剤を用いた足浴を行うことで下肢の変調の改善が期待できる。また、在宅療養中の患者の介護者は、日常生活のなかで介護を行うため介護者へのケアへの負担は大きい。そのため、ケア効果の延長は介護負担の軽減にもつながる。入浴剤入りの入浴でも血液循環の促進による保温効果はあるが、より容易に効果を上げるため足浴に、入浴剤よりも唐辛子を用いた方が低コストであり、活用法も多い。

このことから身近な唐辛子を用いれば、在宅でも入浴剤よりも低コストでより継続した効果を得ることが可能である。

4．今後の課題

本研究では、対象年齢が若く血流量に影響のない健康な人である。実際に足浴をする対象の多くは疾患をもつ人達や高齢者である。年齢が高くなるほど血流量に影響を及ぼす。今後は慢性的な循環器疾患患者や予備能力が低下している高齢者などを対象として検討する必要がある。また、皮膚表面温度低下の原因となる環境条件や石鹸や入浴剤を用いて、清拭による摩擦効果を加えた方法での検討が必要である。

Ⅵ．結論

1．唐辛子を用いた足浴は人工炭酸入浴剤を用いた足浴よりも皮膚表面温度の低下が起こる時間が緩やかである。
2．唐辛子を用いた足浴は、人工炭酸入浴剤を用いた足浴より、足浴終了後の最高値からの低下が少なく60分後まで保温は保た

れ、保温持続時間が長い。
3．唐辛子を用いた足浴は、外気温の影響を受けやすいため保温持続効果を上げるためには足浴後布団などで熱の放散を防ぐ必要がある。
4．唐辛子は入浴剤よりも低コストで活用法が多いことから在宅でも負担なく継続して効果を得ることが可能である。

　以上の結果から、唐辛子を用いた足浴は人工炭酸入浴剤を用いた足浴よりも皮膚表面温度を上昇させ、皮膚温の保温持続効果がありかつコスト面でも負担が少ないことが明らかになった。

謝辞
　本稿を終えるにあたり、本研究にご協力いただいた学生の方々に深く感謝いたします。

＜引用文献＞
1) 飯野英親，案納衣，坂本恵子ほか（2000）．浸湯足浴による血液循環促進効果の実験的検討．山口県看護研究学会術集会プログラム，集録1回，7－9．
2) 岩鶴早苗，池田敬子，板谷裕美ほか（2003）．炭酸ガス入り足浴の有用性の検討．和歌山県立医科大学看護短期大学部紀要，6，63－70．
3) 許　鳳浩，上馬場和夫（2006）．薬浴による生体の生理的変化．日温気持医誌，69(3)，199．
4) 中山昭雄編集（1995）．温熱生理学（第1版，p.14）．東京：理工学社．
5) 新田章子（2005）．高齢者のフットケアと指導．臨牀看護，31（9），1348－1354．

指導教員の講評

　　　　　　　　　　　　　　　　山口瑞穂子

　本研究は、足浴の保温効果を唐辛子と人工炭酸入浴剤を用いて実験で比較し、どちらの保温効果がすぐれているのかを明らかにしたものです。
　実験研究は仮説を立てて行う研究で、本研究は唐辛子の辛味成分が全身の保温効果について安全で効果的であると科学的に実証されていることから、それを足浴でも効果があるとの仮説を立てて実験を行ったものです。
　実験研究では、実験の条件を一定に整えることが重要です。同時に正しい物差しを用いることも大切です。本研究では、同年齢の女子学生を実験群とし、同時に環境条件なども一定にする工夫はしていますが、考察で述べられているように室温などの環境条件を一定に保つことが難しかったと指摘しています。また、研究結果を実際面で活用するためには、実験群を高齢者にすべきであったとの反省もしています。
　実験研究は量的研究の1つですが、本研究の対象群は13名でした。量的研究として実験する場合、統計的には最低20名以上必要とされています。今回の研究では13名でしたが、t検定で有意差が認められた時間帯もあり、統計処理の重要性が示唆されています。
　本研究は、実験研究としながらも在宅への有用性については、実験結果から導き出された結果とはいえません。在宅への有用性を明らかにする研究は、本研究とは切り離した研究にするほうがよかったでしょう。
　唐辛子と人工炭酸入浴剤を比較した保温効果の実験研究としては、科学的、論理的によくまとめられています。

Ⅳ 学生の研究論文と指導教員の講評

成人看護研究■質的研究

失語症者と主介護者のコミュニケーションパターン再構築のプロセス

中山香奈絵
茨城キリスト教大学看護学部看護学科
（現・茨城県立こども病院看護師）

指導教員 石川ふみよ

要旨

　失語症者の主介護者は、失語症者と関係を再び築く際に家族の知恵を用いることや、生活するコツを見つけるとされているが、どのようにコミュニケーションパターンを構築するかは明らかにされていない。そこで失語症者の主介護者である妻を対象に、コミュニケーションパターン再構築に至るまでの経験を明らかにすることを目的に、半構造化面接を行った。修正版グラウンデッド・セオリー・アプローチを用いて分析した結果、失語症者の妻は『とりあえずの対応期』『意図の先読み期』『コミュニケーションパターンの模索期』『獲得したコミュニケーションパターンの継続期』という4つの段階をたどることが明らかになった。主介護者である妻がそれらの段階をステップアップするには、妻が必要とする情報の提供、現状脱却の必要性に関する"気づき"の促しと強化、疾患の特徴や妻の思いを周囲の人々に理解してもらえるよう働きかけることの必要性が示唆された。

Key word：失語症者、主介護者、コミュニケーションパターンの再構築

Ⅰ. はじめに

　失語症とは、聞く、話す、読む、書くという言語機能が後天性の脳損傷により傷害されて起こる言語障害の1つ（原ほか、2005）といわれている。失語症になると、それまで意識せずに行ってきた他者とのコミュニケーションが困難となり、日常生活を営むうえで大きな支障をきたすことになる。

　遠藤ら（2003）は、失語症の夫をもつ妻が関係を築き上げるために必要な「関係のもち方」として、家族の知恵を挙げている。また、失語症の主介護者は「日々の試行錯誤のなかで失語症者との間に独自の意思疎通の手段を確立する」という「共に生活するうえでのコツ」を見つけることが報告されている（廣田、2005）が、いずれの研究でも具体的なコミュニケーションパターンについては記述されていない。

　そこで、本研究では失語症者と関係を再び築いていく介護者に対する援助方法の示唆を得るために、コミュニケーションパターン再構築のプロセスを明らかにする。

Ⅱ. 用語の定義

　コミュニケーションパターン：意思疎通をするための言語的な手段だけではなく、顔の表情やジェスチャーなどの非言語的な手段、話し手と聞き手の関係の取り方も含める。また、本稿では発話以外の代償手段（意思伝達手段）も含めることとする。

Ⅲ. 研究目的

　失語症者の主介護者がどのような思いを抱き、工夫を行いながら失語症者とのコミュニケーションパターンを再構築するのか、その経験を明らかにする。

Ⅳ. 研究方法

1. 対象者
対象はA県の失語症友の会会員である失語症者と同居し、介護している妻10名。失語症の原因疾患は脳血管疾患である。

2. 調査期間
2007年7月～2007年11月。

3. データ収集方法
半構造化面接を行う。面接時間は30分～1時間程度とする。面接内容は、①病気になってから現在までの経緯、②病気になる前後での妻の気持ちの変化、③病気になる前後での夫との関係の取り方・コミュニケーション手段の変化、④病気になる前後でのほかの家族と夫の関係の変化を含む。

4. 分析方法
修正版グラウンデッド・セオリー・アプローチを用いる。具体的な手順は、①逐語録に置き換えたデータから研究テーマであるコミュニケーションパターンに関連すると思われる箇所に着目する、②着目した箇所の要点を簡潔に整理し、解釈する、③それらを具体例とする概念を生成する、④生成した概念からさらにまとまりのあるカテゴリーを生成する、⑤カテゴリー相互の関係を検討、分析結果をまとめる、⑥カテゴリー間の関係を図式化する、である。

データ分析においては、教員の指導を受け、解釈の信憑性を確認する。

5. 倫理的配慮
研究の目的や方法、研究を断ることの保障について書面と口頭で説明し、同意書を用いて同意を得る。

説明内容は、①面接日時や場所は対象者の希望にそうこと、②この研究を初めから断っても、研究の途中、あるいは事後で断ってもよいこと、③得られた情報は研究目的以外では使用しないこと、④データの保管は厳重に行うこと、⑤結果は個人が特定できるような形では公表しないことを含む。

Ⅴ. 結果

1. 対象者の概要（表1）
対象の年齢は30歳代～70歳代、在宅での介護期間は4か月から23年であった。

2. コミュニケーションパターンを再構築するまでのプロセス（図1）
データ分析の結果、18の概念が生成され、それらは11のカテゴリー、さらに4つのコアカテゴリーにまとめられた。これにより、失語症者と主介護者である妻がコミュニケーションパターンを再構築するまでには4つの段階があることがわかった。そのストーリーラインを以下に示す。

夫が失語症になると、妻はまず、コミュニケーションがとれない夫の変化に動揺し、わけのわからない存在としてとらえ、適当に対応する。

次に、何を言っているのかわからない夫の意図を先読みし、夫に対して過干渉となったり、子どもにするように接する。

このような状態が続くと、夫との生活のなかでさまざまな工夫を凝らし、新たなコミュニケーション方法を獲得していく。これにより、二者間で意思疎通が図れるようになり、生活上特に支障を感じなくなる。

そして、獲得したコミュニケーションパターンを継続していく。このときお互いの存在の必要性を再び感じることや、夫の回復のハードルを下げることで、現状を肯定的にとらえ、夫との関係性を維持する。

表1 対象者の概要

ケース	対象者の年齢	失語症者の年齢	原因疾患名	介護期間	家族構成
A	50歳代	50歳代	脳梗塞	3年	夫と実母の3人暮らし
B	50歳代	50歳代	クモ膜下出血	7か月	夫、長女、次女の4人暮らし
C	60歳代	60歳代	クモ膜下出血	4か月	夫と2人暮らし 長女は結婚し近隣在住 長男は他県在住
D	40歳代	40歳代	クモ膜下出血	7か月	夫、長男、次男の4人暮らし
E	50歳代	60歳代	脳血管疾患	2年	夫、長女、長男の4人暮らし
F	50歳代	50歳代	脳内出血	10年	夫、長女の3人暮らし 長男は近隣在住
G	70歳代	70歳代	クモ膜下出血	17年	夫と2人暮らし 長女は結婚し他県に在住 長男は結婚し近隣在住
H	60歳代	60歳代	脳梗塞	23年	夫と2人暮らし 長女は結婚し近隣在住 長男は結婚し近隣在住
I	30歳代	30歳代	脳梗塞	2年	夫と2人暮らし 子どもなし 義母が別棟に在住
J	60歳代	60歳代	脳血管疾患	1年	夫と2人暮らし

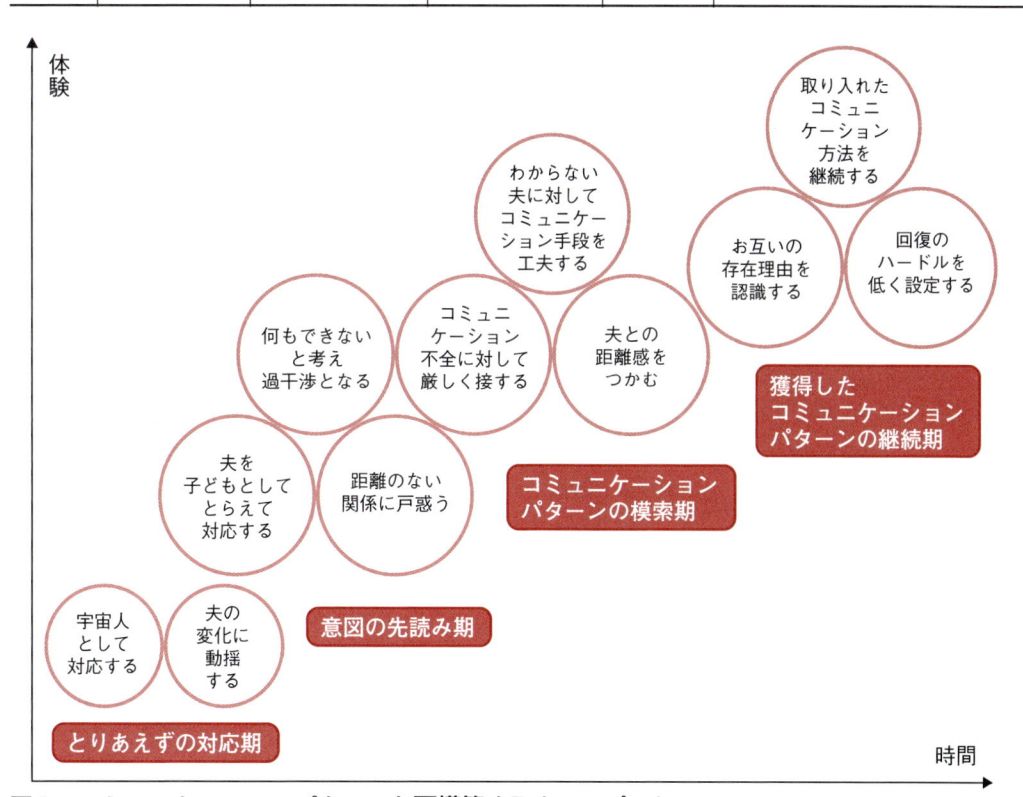

図1 コミュニケーションパターンを再構築するまでのプロセス

以下、各段階について説明する。《　》は概念を、【　】はカテゴリーを、『　』は段階を示す。また、具体例を斜字で示す。

1）第1段階
この時期は【夫の変化に動揺する】【宇宙人として対応する】というカテゴリーで構成され、【夫の変化に動揺する】には《失語症になったことに動揺する》《アルツハイマーになったと思い動揺する》という2つの概念が含まれる。

まず、対象の半数は夫の様子が変わってしまったことや、失語症という壁にぶつかった不安を感じており、【夫の変化に動揺する】。

　まずは身体が動かないということが心配でしたけど、リハビリによって歩けるようになった次に失語というのが、身体的な機能より、失語ということにぶつかりまして、非常に不安でした。（Case A）
　もう、なんか目の前が真っ暗ですよね。当時は一瞬にして様子が変わっちゃったわけでしょ。（Case H）

また、不安な状況であっても疾患についての知識を得ることで、前向きな行動をとるケースがみられる。

　少なくとも言語療法士さんのことは、本読んで知ったんです。倒れたときね、その病気がどんな病気かわからないんで、とにかく脳内出血の本を買ってきて、読んで、この病気はこんなふうになるのかってことがわかったんです。（Case F）

次に、夫が失語症と診断されたとき、あるいは失語症の症状が現れたときに失語症者を"わけのわからない存在＝宇宙人"ととらえ適当に対応するなど、その場をしのぐようなとりあえずの行動をとっている。この状態を【宇宙人として対応する】とする。

　なんか、意味のない言葉を、かなり喋ってたんです。その宇宙人が話しているような言葉に、私も看護師さんも適当に相槌を打ってたんです。ぜんぜんわからなかったんですよ。わからなかったんですけど、話を合わせるような形でいたんです。（Case A）

以上のことから、この時期を『とりあえずの対応期』と命名する。

2）第2段階
この時期は【夫を子どもとしてとらえて対応する】【何もできないと考え過干渉となる】【距離のない関係に戸惑う】の3つのカテゴリーで構成される。【夫を子どもとしてとらえる】には《トイレのできない夫に対して子どもとして接する》《わからない夫に子どものように接する》が、【何もできないと考え過干渉となる】では《何もできないと考え過干渉となる》《言葉が抜ける夫と第三者の関係を取り持つ》の2つの概念が含まれる。

【夫を子どもとしてとらえて対応する】とは、スムーズにコミュニケーションのとれない夫を"子ども"のようだと認識し、"子どもにするように対応"する状態である。

　まだトイレも完全にはできないので。そういうときはオムツを交換するときに「ねぇ、いい加減もうできないとね。おかしいからね、教えられればいいんだよ？」とか。本当に子ども、ちっちゃい子どもをあやすような感じ。（Case C）
　細かく説明するしかないのかな、と。子どもに説明するみたいに。こうだから、こうでしょっていうと、わかるみたいですよね。（Case B）

よく子どもを育てるときにほめるといいって言われても、母親の時代はそういう余裕がないから難しかったけど、なるべくちょっとしたことでもできたことをほめてあげます。（Case H）

【何もできないと考え過干渉となる】とは、失語症の夫に対して何もできないと決めつけている様子を示したり、夫の意図を先読みして過干渉になる状態である。

なんでもしてあげなくちゃ、私がしなくちゃ、何もできないんだから、何もわからないんだからって決めつけちゃっていたし。（Case D）最初は、「お父さんやらなくていいよ、それは私がやるよ、これも私がやるよ」ってすべてやってたんです。（Case E）

また、この状態のままではよくないのではないかと考えているケースもある。

それではかえって何もやらないかな、逆効果かなって思って。（Case E）
別に全部しなくていいのかなって自分でそう考えて。でも、それは正しいことなのか、でも、間違ってるのかなって自分で答えが出なくて。（Case D）

このほか、妻が夫の代弁者になることが当然であるように感じているケースがある。また、夫の日常生活の自立度が低いケースの場合、以前の生活より近い距離になった夫に対して戸惑いがみられる。

もちろん私がついてないと、うまく喋れないから。（Case G）
主人と会話っていうのはさほどしなかったし。ある一定の距離っていうのを置いてたんですよね、家の中でも。そういう感じの生活してたから、何か戸惑いっていうのもあるんでしょうね。（Case D）

以上のことから、この時期を『意図の先読み期』と命名する。

3）第3段階

この時期は【わからない夫に対してコミュニケーション手段を工夫する】【コミュニケーション不全に対して厳しく接する】【夫との距離感をつかむ】の3つのカテゴリーで構成される。【わからない夫に対してコミュニケーション手段を工夫する】には《わからない夫に対してコミュニケーション手段を工夫する》《言葉の出ない夫に対して話を引っ張り出す》が、【コミュニケーション不全に対して厳しく接する】は、《話の餡を抜く夫に対して厳しく接する》が、【夫との距離感をつかむ】には《できないことに手を貸すという距離感をつかむ》《一人で話ができる夫から離脱する》の2つの概念が含まれる。

【わからない夫に対してコミュニケーション手段を工夫する】とは、夫ができるコミュニケーション方法を生活のなかから見つけ出し、それを使うことによって意思の疎通を図ることである。

筆談まではいかないんですけど、ヒントみたいなのを書いたりして。書いたほうが（わかります）。ボソボソって言ったりもします。聞いてもわからないときは書いてもらったり。（Case I）
だから夫婦で生活してる分には「うーん」ってやってるとついこっちが、うん、うんって言っちゃってね、言葉がスムーズに出るようにやっちゃってるから不自由はあんまり感じてませんけどね。（Case G）

【コミュニケーション不全に対して厳しく

接する】は、夫婦2人の関係からさらに発展し、社会に通じるようにという妻の思いから、あえて夫に厳しく接することである。

> 最近は私のほうはわかっていてもわからないふりをしている。もう甘やかさない。だって、本人はわかったつもりなんだけど、話の一番大事な、たい焼きでいえばあんこの部分を抜くんですよ。で外側の皮の部分だけ話してくれるんだけど、肝心なとこいくと「それで、わかったでしょ？」って感じになる。真ん中が無ければ何もわからないじゃないのって。だけど実をいうとこっちは家族だから大体言いたいことの8～9割はわかってるんです、今話してたことだって。症状が悪いうちはそれでわかってやってたんだけど、ここへきて、わかってやってはいけないって。そんなことではよその人には通じないって。そりゃあ、もう厳しくなっちゃいました。(Case F)

【夫との距離感をつかむ】は、すべて自分がしてあげたり、逆に何もしないというのではなく、できないことに手を貸すという距離感を生活のなかで見つけることである。

> 元気なときから、私は主人にそんなにしてあげるってことはなかった。主人のことは、できないことは私がするけど、1から10まで元気なときもしてなかったし、今までしてなかったことをしようと思うから、自分に限界を感じるのが、もうあっという間だった。だから、別に全部しなくていいのかなって自分でそう考えて。(Case D)
> 一人でどこへでも行って、一人で話をするようになりましたね。やっぱり一人で外へ行くようにならないと、ダメですよね、いつまでも私がくっついてたんじゃ。(Case F)

以上のことから、この時期を『コミュニケーションパターンの模索期』と命名する。

4）第4段階

この時期は【取り入れたコミュニケーション方法を継続する】【お互いの存在理由を認識する】【回復のハードルを低く設定する】の3つのカテゴリーで構成される．【取り入れたコミュニケーション方法を継続する】には、《回復を促すために普通の生活を送る》《わからない夫をあしらわない》が、【回復のハードルを低く設定する】には、《いつ戻るかわからない夫に回復を望みすぎない》《病気の夫に多くを望まない》の2つの概念が含まれる。

【取り入れたコミュニケーション方法を継続する】は、日常生活に言語訓練を取り入れ、継続できるように対応を工夫することである。

> もとの生活に戻るためには普通の生活をしなければと思いましたんで。…（中略）私はなるべくそういう機会を利用して回復してもらおうと思ってたんですけど。(Case G)
> そんなに当人は傷んでないのにね、あたかも傷んだ果物みたいに表面だけ見てあしらっちゃうとね、傷つきますからね。(Case G)
> 私も「お父さん、ありがとう！助かっちゃうよ。お父さんにこれやってもらったら、私自分の時間がもう少しつくれるんだけど～。」というような感じで、頼るような感じで。(Case E)

しかし、ほかの家族員の理解を得られない場合は生活の範囲が狭まり、回復の阻害要因となっている。

> お義母さんは、あんまり外に出したくないみたいですね。出したくないというか、見た目は普通だけど話がうまくできないので。だか

らそれを知られるのが嫌なのかな。(Case I)

【お互いの存在理由を認識する】は、自分の置かれた状況を認めることで、夫が障害をもったことを肯定的にとらえ、再定義することである。

> きっと主人は私が今いなくなったら、きっとダメなんだろうけど。私もずっと一緒にいたので、I病院にポンって置いてきちゃったら、なんか、さびしくなっちゃったりして。(Case I)
> 父さん倒れたでしょ。それって私にしてみると、生きがいをもらったようなものかもしれない。この人が生きているから私は生きてなきゃいけない、そういう、存在理由っていうのをもらえるじゃない。だから、そういう意味では私はラッキーなのかもしれないって思う。(Case F)

さらに、周囲からのサポートがあるケースでは現状を肯定的に受け止める発言がみられる。

> お付き合いしていただいてるんで、そういう意味ではありがたいですね。意外と周りの皆さんから目をかけていただいてるんです。(Case H)
> 何かがあるとすぐに「早く元気になってよ。もう大丈夫?」とか。結構町内の方が声をかけてくれる。本当に周りには恵まれてる。それだけでも救いですよね。(Case E)

また、【回復のハードルを低く設定する】ことで、心の安寧を図れるよう対処している。

> 主人も少しだけど回復しているし、これでいい、そう思えば頭にもこないし、今の状態で進んでいても悪くならなければ、今の状態でも別に。あまり望みすぎると、また壊れちゃうかもしれないから。(Case D)
> こういう病気の人がいるから苦労だなとは思わないです。特別…なんていうのかな、こういう人だといいなっていうのは望まない…。(Case H)
> 元に返らなくてもそれに近いとこまでいってくれれば。(Case C)

以上のことから、この時期を『獲得したコミュニケーションパターンの継続期』と命名する。

Ⅵ. 考察

本研究では、失語症者の妻がコミュニケーションパターンを再構築するプロセスとして、4つの段階が明らかになった。すべての対象がこの段階を一定の期間でたどるわけではないが、ここではある段階から次の段階にステップアップするに至った要因と、それを促す援助について考察する。

1)『とりあえずの対応期』から『意図の先読み期』へ

『とりあえずの対応期』は主に入院中であることが多く、ここでのステップアップの要因は、突然の出来事に混乱した妻が、情報収集によって適切な知識を得られるということである。疾患について学習しているケースでは、先行きを見越した行動を積極的に取っていたが、妻のニーズに合う情報が得られないケースではこの時期が長引いている。情報提供の必要性については指摘されているところであり(山岸、1991)、妻の知識不足が段階アップの阻害要因になり得る。

したがって、この段階では妻が必要とする情報を把握し、それに応じた情報を提供することが必要であると考えられる。

2)『意図の先読み期』から『コミュニケーションパターンの獲得期』へ

『意図の先読み期』では、妻と夫との距離が、ある時期接近し、「このままではよくない」「かえって逆効果」とその関係性を疑問視することで、距離感をつかめるようになる。対照的に、失語症者を思う気持ちが過度になり、ジレンマに陥ってしまうケースが存在することが報告されており（廣田、2005）、現状脱却の必要性に関する"気づき"が次の段階への足がかりであると考えられる。

また、気づくことはできても、"気づき"に自信がもてないケースもある。このことから"気づき"を促すだけでなく、"気づき"を強化することがよりスムーズなステップアップにつながると考えられる。

3)『コミュニケーションパターンの獲得期』から『獲得したコミュニケーションパターンの継続期』へ

『獲得したコミュニケーションパターンの継続期』で、親族などの第三者からの肯定的な評価があるケースでは現状を認める発言がみられている。一方で、ほかの家族員の理解が得られないケースでは失語症者の生活の範囲が狭まり、回復が阻害されている。同居家族からの手段的サポートがある場合、主介護者の満足度が高いということが報告されており（山田、1997）、満足感の高まりは夫への肯定感を強化するものと考えられる。このことから、夫の障害を肯定的に再定義するためには、周囲からのサポートや理解が重要であると考えられる。

そのため、ほかの家族員を含めた周囲の人々に対し、疾患の特徴や妻の思いを理解してもらえるように働きかけることが必要であるといえる。

Ⅶ．結論

失語症者の主介護者である妻を対象に、妻がどのような思いを抱き、工夫を行いながらコミュニケーションパターンを再構築するのか、その経験を分析した結果、以下の点が明らかになった。

1. 失語症者の主介護者である妻が夫との間のコミュニケーションパターンを再構築するには『とりあえずの対応期』『相手の意図の先読み期』『コミュニケーションパターンの模索期』『獲得したコミュニケーションパターンの継続期』という4つの段階をたどる。
2. 『とりあえずの対応期』から『意図の先読み期』へのステップアップには、妻が必要とする情報を把握し、それに応じた情報提供をすることが必要である。
3. 『意図の先読み期』から『コミュニケーションパターンの獲得期』へのステップアップには、現状脱却の必要性に関する"気づき"を促すだけでなく、"気づき"の強化を行うことが必要である。
4. 『コミュニケーションパターンの獲得期』から『獲得したコミュニケーションパターンの継続期』へのステップアップには、ほかの家族員を含めた周囲の人々に対し、疾患の特徴や妻の思いを理解してもらえるよう働きかけることが必要である。

Ⅷ．研究の限界と今後の課題

本研究は友の会会員という限られた人を対象としたためにサンプルの偏りがある。そのため、会員ではない人に対象を拡大することが必要である。

コミュニケーションパターン再構築には、夫婦の関係性や家族構成、言語障害の程度な

どが影響する。したがって今後は、コミュニケーションに影響する因子を検討していくことが必要である。

謝辞

本研究にご協力を頂きました失語症友の会会員のご家族の方に心からお礼申し上げます。また、ご協力頂いた独立行政法人国立病院機構水戸医療センター言語療法室の吉田真由美先生に感謝致します。

＜引用文献＞

1) 遠藤詠美, 菱山陽子, 方喰千秋 (2003). 失語症をもつ夫との関係の築き上げ-妻の立場から. 第35回成人看護Ⅱ, 329-331.
2) 原元彦, 遠藤てる, 立石雅子ほか (2005). Ⅳ章 各障害の診断とリハビリテーション. 本田哲三編集, 高次脳機能障害のリハビリテーション－実践的アプローチ (p.26). 東京: 医学書院.
3) 廣田容子, 泉キヨ子, 加藤真由美ほか (2005). 失語症者と共に生活する主介護者が抱いている思い. 日本リハビリテーション看護学会学術大会集録17回, 156-158.
4) 山田晧子 (1997). 脳卒中患者の主介護者における生活全体の満足度とその関連要因. 老年社会科学, 18 (2), 134-146.
5) 山岸すみ子, 宮森孝史, 永山千恵子 (1991). 脳血管障害者の配偶者の心理的適応について. 失語症研究, 11 (4), 256-261.

指導教員の講評

石川ふみよ

　この研究論文は、日本リハビリテーション看護学会第7回学術大会で発表し、その集録集に掲載されました。また、分析を再検討して国際リハビリテーション看護研究会誌に投稿し、8巻1号に原著論文として掲載されました。

　指導教員であった私自身が修正版グラウンデッド・セオリー・アプローチを用いて研究を始めたばかりの状態で、指導というより一緒に学ばせていただいたという感じでした。逐語録をじっくり読んでみると、研究参加者の思いの深さに圧倒されますし、普段の看護場面では考えが及ばなかった点に多々気づかされました。分析が進んでいくと、「……かな？」「……かも」と、仮説が出てくるようになり、楽しくなってきました。得られた結果から、「今後、失語症者の家族にはこういった対応をしよう」という手がかりが得られたことが大きな収穫です。

　修正版グラウンデッド・セオリー・アプローチでは、研究参加者の言葉そのものをコード化するのではなく、言おうとしていることを解釈するという点で、難しいものがあります。その点で、適切なアドバイスができたかどうか疑問が残るところではありますが、得られたデータから量的な研究に進めたり、介入効果を確かめたりと、今後も一緒に研究を続けられたらいいと思っています。

IV 学生の研究論文と指導教員の講評

老年看護研究■事例研究

視空間失認を伴う認知症高齢者への位置情報サインの有効性

関 由香里
茨城キリスト教大学看護学部看護学科
(現・日立製作所水戸総合病院看護師)

指導教員 六角 僚子

要旨

本研究は、視空間失認を伴う認知症高齢者に対して、効果的な位置情報サインの設置方法を検討することを目的として行った。グループホームに入所している認知症高齢者1名を対象として、実際に位置情報サインを工夫して設置した。介入後、トイレ・居室まで間違えない割合が2割から3割程度増加し、認知レベルの評価指標であるGBSスケールのうち、運動機能を除くその他の3つの項目において障害されていた部分が緩和された。効果的なサインの設置として、①暖色系の色使い、②立体的標示、③目線の高さに合わせること、④夜間、明かりを灯すことの4点が挙げられる。これらのことにより、認知症看護において、位置情報サインの工夫は重要なケアの1つであり、認知症高齢者の現存能力を活かすケアが簡単にできることが明らかとなった。

Key word:視空間失認、認知症高齢者、位置情報サイン

I．はじめに

場所の見当識障害をもつ認知症高齢者のために、何かできることはないだろうか。筆者が実習先で、トイレや居室の場所がわからず、不安な表情を浮かべていた認知症高齢者を見かけたときに、そう思った。認知症高齢者の場所の見当識障害は、空間認知力の低下によるものであるといわれている(森、2001)。認知症はアルツハイマー病や脳血管障害などが原因となり、後天的に知能水準の著しい低下をもたらし、空間認知を困難にする障害を起こす。行動観察調査からも認知症を発症した高齢者は目標地への自力到達が困難であることが示されている(荒木、1987)。さらに、認知症の程度・内容によっては、文字、絵、数字、空間の理解が独立して、判断・行動が適切に行えないことが確かめられている(狩野、1994－1996)。認知－判断－行動がスムーズに行えるためには、環境を認知症高齢者の記憶にあわせる工夫や介護者の見守り・声かけが必要であるとされている(狩野、1999)。認知症高齢者への環境支援のための指針(Professional Environmental Assessment Protocol：PEAP)において、環境を整えることは、見当識への支援・生活の継続性への支援など、認知症高齢者のQOLの維持・向上に役立つといわれている(古賀、2007)。このように、認知症高齢者にとって環境を整えることは大変重要なケアであり、これまでにも多くの研究がなされてきている。

環境が認知症高齢者に及ぼす影響に関する研究は、1980年代初頭からアメリカで蓄積され(Day K、2000)、認知症高齢者に配慮した環境が行動障害の緩和や落ち着きをもたらすことが明らかになっている(Cohen U、1991)。しかし、視空間失認を伴う認知症高齢者の住環境の工夫についての先行研究は不足しており、具体的な介入方法や、その効果については明らかにされていない。

そこで本研究では、効果的な位置情報サインの設置方法を明らかにすることを目的として、グループホーム(以下、GHと示す)内のそのままの環境と位置情報サインを工夫し

て設置した場合で、視空間失認を伴う認知症高齢者の行動を比較し、検討した。

ここでいう「視空間失認」とは、空間の配置を理解できない、物体の位置関係について認知できない症状のことを指す。「位置情報サイン」とは、トイレ・居室の場所に関する標識のことである。

II．介入方法

1．対象者

GHで生活しているA氏80歳代女性。アルツハイマー型認知症。MMSE（認知機能検査）で10点/30点である。MMSEのなかの重なる2つの五角形の絵を模写してもらうと、**写真1**のように五角形を離して描いた。また、台のついている時計の絵を提示し、模写してもらうと**写真2**のように時計の針と台、数字の12を描くことができなかった。このように、A氏は物体を全体的にうまくとらえることが困難な視空間失認であると考えられる。A氏は、視空間失認のほかにも見当識障害を伴っている。そのため、トイレや居室の場所を間違えることが多く、ケアスタッフによる声かけ・誘導を必要とする状態である。また、要介護度は3であり、セルフケア全般において、言葉かけ誘導が必要な状態である。

2．調査期間

2007年8月20日～2007年9月20日の1か月間。

3．介入内容

（1）まず対象者の認知レベルを把握するために、介入前の段階でGBSスケールをとる。GBSスケールとは、認知症の診断を目的としているものではなく、大きな項目4つ（①運動機能、②知的機能、③感情機能、④認知症に共通のその他の症状）の、どの部分の領

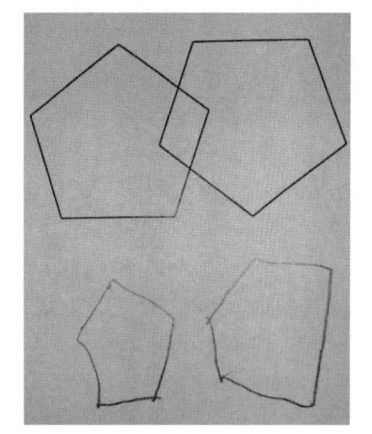

写真1　MMSE（認知機能検査）の5角形の模写

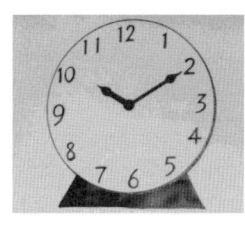

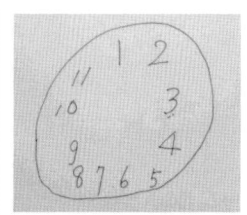

写真2　時計の絵の模写

域が障害されているかを評価するものである。評価は7段階になっており、0が正常、6が最も重度で障害されているとなっている。つまり、点数が高いほどその部分の領域が障害されていると判断できるようになっている。調査期間内のA氏の情報については、GHのケアスタッフにも協力して記録してもらい、情報を提供してもらう。

（2）さらに、介入前のGH内の位置情報サインを把握するために、居室・トイレを中心に写真を撮る（**写真3**）。

（3）介入前に、目的地まで行く際のA氏の行動を記録する。言葉・表情・行動の3つのカテゴリーに分けて観察する。また、トイレと居室の場所を間違える回数と間違えない回数を毎日記録する。夜間など、筆者自身で直接観察できない時間帯についてはGHのスタッフに協力してもらい記録をとる。

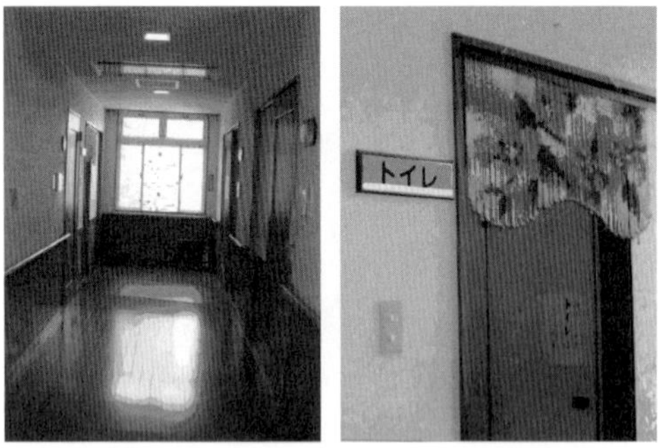

写真3　廊下とトイレのサイン

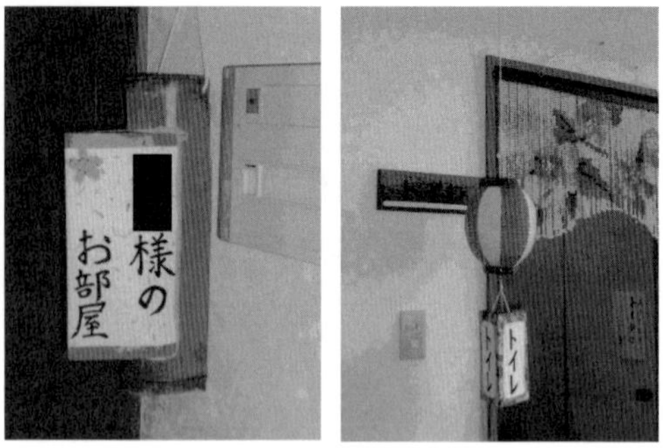

写真4　介入後のサイン

(4) A氏の行動とGH内の位置情報サインを関連させてアセスメントし、A氏がどのようなことに困っているのかを把握したうえで介入を行う。

(5) トイレ・居室の位置情報サインを立体的につくり、廊下からでも見えるように工夫する。さらに、トイレの場所についてはその場の位置情報サインだけでなく、連続してサインを標示する。また、位置情報サインは高齢者が見やすい暖色系の色を使って表示し、夜間でもわかるように明かりを灯す。さらに、対象者の目線の高さにあわせて設置する（**写真4**）。

このように介入した後も、(3)と同じ項目について毎日記録する。

4．分析方法

(1) ケア介入前後のGBSスケールを比較する。

(2) ケア介入前後のトイレを間違える回数・間違えない回数を割合で示し比較する。

(3) ケア介入後のA氏の行動を、言葉・表情・行動の3つのカテゴリーに分けて比較する。

また、分析の質の確保のために、老年看護学領域および質的研究の専門家にスーパーバイズを受けた。

Ⅲ．倫理的配慮

データ収集は許可が得られた認知症GHで実施した。施設の責任者である看護師とA氏にそれぞれ研究の主旨・方法・倫理的配慮を明記した文章を使用し、口頭で説明のうえ、同意書を交わした。A氏には、A氏の認知度にあわせて、わかりやすく口頭で説明し、研究によって不利益にならないように配慮することを条件に同意の意思を署名してもらった。A氏には、研究の途中であっても断ることができることを伝え、本人の意思を尊重することとした。

Ⅳ．結果

1．GBSスケール

介入前の8月23日と、介入後の9月20日のGBSスケールを比較すると、運動機能を除く、他の3項目（知的機能・感情機能・認知症に共通のその他の機能）についての点数が低くなった。具体的にみると、知的機能では、注意力散漫が6点から5点になった。感情機能では、感情鈍麻が5点から2点になった。そして、認知症に共通のその他の機能では、不安と苦悩の項目がそれぞれ2点から1点になった。

2. 介入前後のトイレを間違える回数・間違えない回数

図2に示すように、介入前は間違えない回数よりも間違える回数のほうが上回っている。一方、介入後の結果（図3）をみると、介入前とは反対に間違えない回数のほうが上回っている。図1の介入前後の割合の変化をみると、間違える割合が63.4％から42.9％に減少し、間違えない割合が36.6％から57.1％に増加した。この結果から、介入後はトイレの場所を間違えにくくなったことがいえる。

3. 介入前後の居室を間違える回数・間違えない回数

図4に示すように、介入前は間違えない回数よりも間違える回数のほうが上回っている。介入後の結果（図5）をみると、介入前とは反対に間違えない回数のほうが上回っている。図6の介入前後の割合をみると、間違える割合が74.4％から33.3％に減少し、間違えない割合が25.6％から66.7％に増加した。

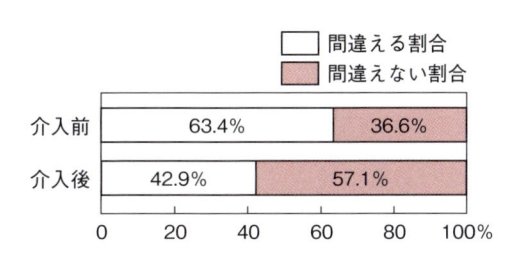

図1　介入前後のトイレを間違える割合と間違えない割合

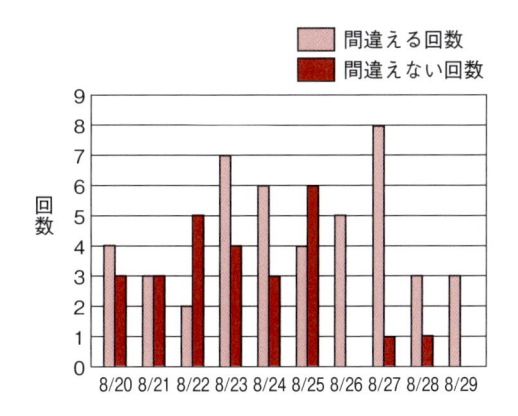

図2　トイレの場所（介入前）

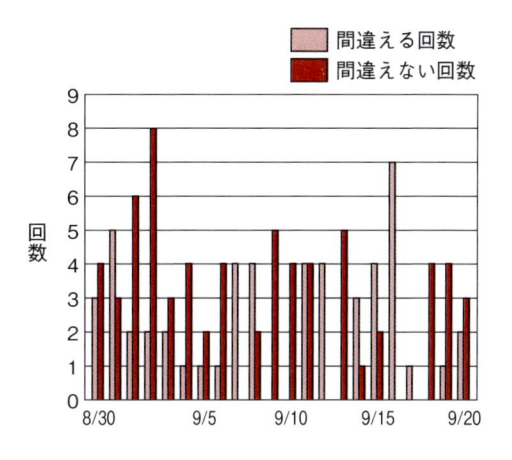

図3　トイレの場所（介入後）

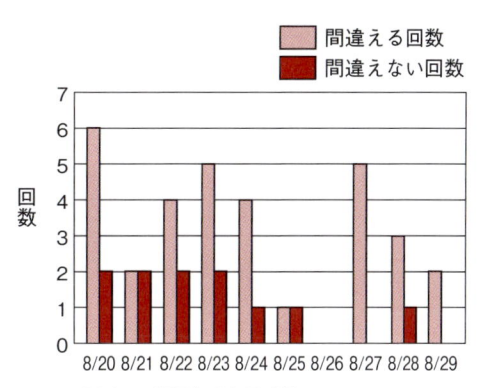

図4　居室の場所（介入前）

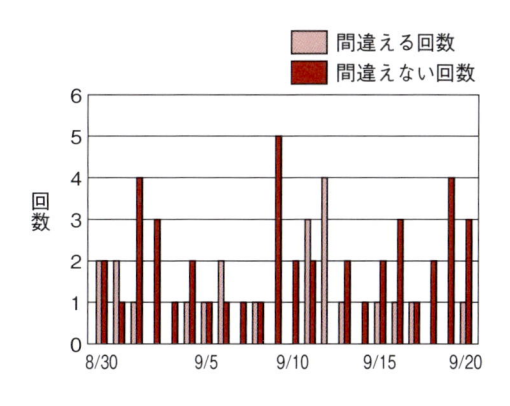

図5　居室の場所（介入後）

この結果から、介入後は居室の場所を間違えにくくなったことがいえる。

4. A氏の介入前後の行動についての比較

A氏がトイレや居室に行く際にみられた行動を介入前後で、言葉・表情・行動の3つのカテゴリーに分けて、表1のように示した。表1よりいえることは以下の点である。

（1）言葉は、介入前「トイレはどこかしら」と尋ねることが多かったが、介入後は、「ここにトイレって書いてありますよ」という言葉が多くみられるようになった。

（2）表情については、介入前は不安な表情が多かったが、介入後は表情穏やかで時折笑顔がみられた。

（3）行動については、介入前は目的場所がわからず、周りを見回すことが多かったが、介入後は、サインを自分で見つけ、スムーズに歩き出すことが多くなった。一方で介入当初、トイレの位置情報サインをA氏がいつも座っているリビングの椅子から見えるよう配慮して設置していたが、ちょうどスタッフの部屋のすぐ隣に「トイレはあちらです」というサインを設置したため、スタッフの部屋をトイレと間違えて入ってしまったことがある。その後は、スタッフの部屋から少し距離をおいてトイレのサインを設置し、スタッフの部屋をトイレと間違えることはなかった。

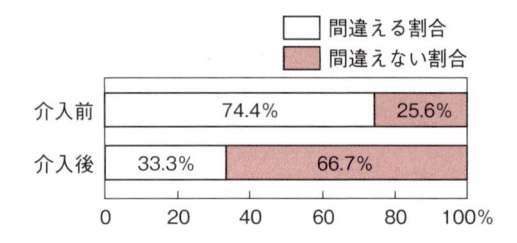

	介入前	介入後
	74.4%	25.6%
	33.3%	66.7%

図6　介入前後の居室を間違える割合と間違えない割合

（凡例：間違える割合／間違えない割合）

表1　A氏の行動記録

	介入前（8月20日〜8月29日）	介入後（8月30日〜9月20日）
言葉	・「トイレはどこかしら」「どこにあるんでしょう」「あなたも一緒にここ（便座）に座りましょうよ」 ・「トイレって書いてあるわね」 ・ほかの入居者さんの部屋をのぞきながら、「ここトイレだから入りましょうか」 ・「お部屋はどこかしら」 ・「私の名前書いてあるわ」	・「どこにあるんでしょう・・・ここにトイレはあちらですって書いてあるわね。あそこにもトイレって書いてありますね」 ・「ここにA様のお部屋って書いてありますよ。きっとここなんでしょうね」 ・「ここにトイレはあちらですって書いてあります」 ・「トイレに一緒に入ってましょうよ」
表情	・不安な表情 ・（誘導により目的場所がわかると）穏やかな表情になる	・表情穏やか ・廊下にあるトイレのサインを見つけると、笑顔になる
行動	・場所がわからず周りを見回す ・居室の前で自分の名前が書いてある標識の前で立ち止まるが、部屋の中に入ろうとしないでそのまま通り過ぎる ・廊下へ出る前に目的場所が右にあるのか左にあるのかわからず、ケアスタッフに尋ねる ・トイレに行くまでに、自分の居室のサインやほかの入居者さんの部屋に気を取られて、立ち止まり、その場で話をはじめ動こうとしない ・居室からトイレへ行くときは、居室を出た目の前にあるサインを確認しスムーズに歩き出す	・トイレのサインを自分で見つけ、スムーズに歩き出す ・トイレから居室に戻るとき、ほかの入居者さんの居室の前で立ち止まり、名前を読む。その後、自分のサインを見て居室へ入る ・居室に入るときに、部屋の中をのぞき、自分の部屋か確認する ・廊下にある「トイレはあちらです」というサインの前で立ち止まる。その後、スタッフの部屋をのぞきトイレと間違えて入る ・連続するトイレのサインを見ながら、トイレの方向へスムーズに歩く

V. 考察

1. GBSスケール

スケールの3項目において緩和することができ、その結果、不安の表情が大幅に少なくなり、精神面で落ち着きをみせるようになったと考えられる。また、感情鈍麻に関しては、位置情報サインの介入だけではなく、1か月間A氏とコミュニケーションやケアを通してかかわっていくうちに筆者との関係性が深まったことにより、A氏の感情表現が豊かになったのではないかと考えられる。

2. トイレ・居室の場所を間違える回数・間違えない回数について

結果で示したように、介入後トイレを間違えない割合が2割程度増加した。また、居室についても、介入後は間違えない割合が3割程度増加し、ともに間違える割合よりも大幅に高くなった。その要因として、介入する際に工夫した次の点が考えられる。第一に、色の工夫が挙げられる。一般的に赤は緑に比べて目を引きやすい誘目性の高い色とされている。また、高齢者は色彩感覚が低下していくため、識別のはっきりする赤などの色使いをした今回の介入によって以前よりもサインを判断しやすくなったと考えられる。第二に、立体的標示である。トイレ・居室のサインを立体的に標示するよう工夫したことでサインが突出し、正面からだけではなく、どの方向からでも目立って視界に入りやすくなったと考えられる。第三に、高さの工夫が挙げられる。高さについてはA氏の目線でサインを設置したことで、上や下を向いて探さずにすみ、そのままの姿勢で自然と視界に入って見つけやすくなったのではないかと考えられる。第四は、明るさの工夫である。トイレに関していえば、ちょうちんを用い、夜間は明かりを灯すことで、暗い夜間でも光に反応して、トイレの場所を見つけやすくなったと考えられる。このような位置情報サインの工夫が効果的にはたらき、間違えない割合の増加という結果に結びついたと考えられる。しかし、トイレと居室で結果に1割程度の差が出てしまった。考えられる要因として、トイレという言葉の標示が排泄する場であると頭のなかで一致しなかったことが挙げられる。全国の特養ホームを対象に行ったアンケート調査によると、「便所」の標示が最も多く、「トイレ」「べんじょ」より漢字の「便所」のほうが効果があるという意見が出ている（古山、1994）。今回の介入もトイレではなく「便所」と標示していたら結果が変わっていたかもしれない。その人の生活歴や使い慣れていた言葉をしっかり把握したうえで介入する必要性があったと考えられる。もう1つの要因は、トイレのサインを途中で移動させてしまったことが考えられる。介入当初は、リビングの椅子に座った状態でも目につく場所にトイレの位置情報サインを設置していたため、容易にサインを見つけスムーズにトイレまで行くことが多かったが、スタッフの部屋と間違えてから設置場所を移動したため、認識しづらくなったと考えられる。また、今回の結果で居室・トイレの場所を間違えない割合が100％にならなかった。1つは、位置情報サインの連続的誘導情報が少なかったことが考えられる。リビングから、廊下を通ってトイレまで辿り着くまでの間に2つサインを設置したが、サインを廊下の壁に5、6個連続して設置すれば、そのサインを辿って、スムーズに行くことができたかもしれない。しかし、5、6個という多くの位置情報サインを設けることは、果たして人が暮らす環境になり得るだろうかという問題が生じてくる。もう1つの要因として、記録者による、間違えた・間違えないという評価視点にズレが生じた可能性があるということである。筆者がA氏の行動記

録を収集できない場合は、GHのケアスタッフ6名に協力してもらった。介入の際に、ケアスタッフに評価の視点についての説明をしたが、説明が不十分で、全員が同じ視点で観察することができなかった可能性が考えられる。

3．A氏の介入前後の行動について

介入後A氏の行動に大きな変化がみられた。特に、表情については不安な表情が極端に少なくなり、穏やかな表情をみせることが多くなっている。これは、位置情報サインを自分自身で見つけやすくなり、場所に関する見当識障害の不安が軽減されたのではないかと考えられる。しかし、介入後も言葉による標示からその場所の判断をして、スムーズに行動に移すことができない場合もあった。認知症の方のなかには、文字は読めるがその意味が理解できない、意味が理解できても判断ができない場合がある。「見る」「読む」「理解する」「判断する」ことは必ずしも同じ機能ではなく独立したものであるといわれている（狩野、1994）。A氏にもこのようなことが起きていると考えられる。

4．残された問題と課題

今回はA氏1人を対象として、位置情報サインの工夫を行った。しかし、実際にはGHという集団生活のなかでの介入であったため、他の入居者や施設上の構造的な問題によって実際行えないこともあった。さらに、対象者を1人としたため、効果が一般的にみられるかどうかは明確ではない。今後の課題として、他の施設や他の対象者にも位置情報サインの工夫をしてどれだけ効果が得られるのかということを実証していく必要性がある。

また、今回介入した位置情報サインが、今後もA氏にとって効果的にはたらくとはいいきれない。認知レベルが低下し、標示している言葉の意味がまったくわからなくなってしまう可能性も考えられる。

Ⅵ．まとめ

本研究では、視空間失認を伴う認知症高齢者に対して実際に位置情報サインの工夫という介入を行い、その効果と今後の看護の方向性を明らかにすることを目的として行った。その結果、以下の結論を得た。

1．介入後、GBSスケールの運動機能を除くその他の3つの項目について障害されていた部分が緩和した。知的機能項目では、注意力散漫が6点から5点になり、感情機能項目では、感情鈍麻が5点から2点になった。そして、認知症に共通のその他の機能項目では、不安と苦悩がそれぞれ2点から1点になった。
2．手軽にできる位置情報サインの工夫で、視空間失認を伴う認知症高齢者の場所を間違えない割合が2～3割程度増加した。
3．効果的なサインの設置として、①暖色系の色使い、②立体的標示、③目線の高さにあわせること、④夜間、明かりを灯すこと、の4点が挙げられる。

これらのことにより、認知症看護において、位置情報サインの工夫は重要なケアの1つであり、認知症高齢者の現存能力を活かすケアが簡単にできることが明らかとなった。

今後は、本研究で明らかとなったことを活かして認知症高齢者1人1人にあわせた看護を提供していきたい。そして、QOLの維持・向上を念頭に置きながら、専門職として、その人らしい生き方の援助を行うことを筆者のこれからの課題とする。

謝辞

本研究にご協力下さいましたA氏、GHのスタッフの皆様に厚く御礼申し上げます。

＜引用文献＞
1) 荒木兵一朗，足立啓（1987）．施設内痴呆性老人の直線歩行特性．日本建築学会大会学術講演梗概集．
2) Cohen U,Weisman GD（1995）．痴呆性老人のための環境デザイン（岡田威海監訳，浜崎裕子訳）．東京：彰国社．（1991）
3) Day K,Carreon & D,stump C（2000）．The Therapeutic Design of Environments for People With Dementia. A Review of the Empirical Research. Gerontologist,40（4），397－416．
4) 狩野徹（2002）．痴呆性高齢者とケア環境の効果について．日本痴呆ケア学会誌，1（1），26－31．
5) 狩野徹，ほか（1994～1996）：痴呆性老人の空間認知に関する研究（その1～6）．日本建築学会大会学術講演梗概集，建築計画Ⅰ．
6) 古賀誉章（2007）．環境の課題のとらえ方．環境づくりの計画とその評価．老年精神医学雑誌，18（2）．
7) 森一彦（2001）．痴呆性高齢者の空間認知力とその評価法．日本生理人類学雑誌，6（2），17．
8) 佐々木健（1999）．痴呆高齢者の住環境．老年精神医学雑誌，10（5），523－529．

指導教員の講評

六角僚子

　本研究は、視空間失認を伴う認知症高齢者に対して、効果的な位置情報サインの設置方法を検討し、その有効性を明らかにしたものです。アルツハイマー型認知症の特徴的な症状である視空間失認に着目して、認知症者に対してやさしい明確な位置情報を1事例を通して検討しています。

　論文にもあるとおり、視空間失認を伴う認知症高齢者の住環境の工夫についての先行研究が少ないこと、具体的な介入方法や，その効果については明らかにされていないことなどから、高齢者看護学的な意義や独創性、新しい知見として評価されます。また研究テーマからも研究内容がわかり、論文構成も整っており、倫理面での考慮もされています。

　事例研究ということで、ケア介入をしながら介入前後のスケール比較や間違えた回数の比較、行動・表情・言葉の比較をていねいに行っています。結果から導き出された考察では、ケアの有効性を示していますが、先行研究が少ないこともあり、文献の活用がなかったことは残念です。少ない知見であってもそれらをフルに活用していくことも大切なことです。

　そして、「残された問題と課題」の章で事例研究の限界、一般化の難しさを言及しながら、事例を積み重ねていくことの必要性を述べています。多くを学べたことがわかるよい研究論文だと思います。今後の活躍を期待しています。

看護系大学に通う女子学生の喫煙の実態と健康に関する意識

豊島沙彩
茨城キリスト教大学看護学部看護学科
(現・水戸赤十字病院看護師)

指導教員 坂間伊津美

要旨

　目的は、女子看護学生の喫煙の実態を明らかにし、健康への意識やストレス対処能力との関連を検討することである。143名の看護大学生を対象に、自記式調査を行った（回収数136名、有効回収率95.1％）。その結果、以下のことが明らかになった。女子看護学生の喫煙率は16.9％で、喫煙者のうち約6割が大学入学後に喫煙を開始していた。看護師の喫煙率の高さを知っていた者は約6割、また1割以上が看護師の喫煙を容認していた。また、妊娠してから禁煙すればよいと考えている学生は3割を占めていた。Sense of Coherence（SOC）得点は、非喫煙者のほうが喫煙者に比べ有意に高かった。

　看護学生は実習などでのストレスが多く、それを解消するために喫煙をしている場合が多いと推測できるが、喫煙は依存性があるため、その後も喫煙を継続してしまう可能性がある。大学入学後の禁煙教育の徹底や、喫煙に頼らないストレス対処能力の強化を行うことが重要だと考える。

Key word：喫煙、健康意識、看護学生

Ⅰ．はじめに

　わが国では、喫煙防止教育・禁煙対策が立ち遅れており、平成17年におけるわが国の20歳以上の喫煙者率は男性45.8％、女性13.8％であり、男性はほかの先進諸国に比べて高率である。女性の喫煙者率はほかの先進諸国と比べて低率ではあるが、20歳代、30歳代の若い女性の喫煙率が近年上昇してきている（財団法人厚生統計協会、2006）。この年代は子どもを産み、育てる時期であり、喫煙は喫煙者自身だけでなく、胎児にも影響を及ぼすことから問題視されている。

　「看護職のたばこ実態調査」報告書（日本看護協会、2006）によると、看護師の喫煙率は19.9％で、性別でみると女性の喫煙率は18.5％であった。また、初めて喫煙をした年齢は20歳が最も多く、次いで18歳が多いという結果が出ている。このことから看護学生になってから喫煙を開始した人が多いといえる。日本看護協会は、2004年に「禁煙アクションプラン2004」を策定し、「看護職の喫煙率を2001年の27.5％から2006年までに半減する」を目標に掲げ、さまざまな活動を行ってきた。現在、半減まではいかないものの2001年に比べ喫煙率は低下しており、日本看護協会は今後も、たばこ対策を推進していかなければならないとしている。

　喫煙は依存性があるため、看護学生のうちから喫煙をしていると、看護職になってからも喫煙を継続してしまう可能性が高く、人々の健康の保持・増進を職務とする看護職として問題であると考えられる。

　今回は、将来看護職になり、また母親になる可能性のある女子看護学生の喫煙の実態を明らかにし、健康への意識やストレス対処能力との関連を検討することを目的とした。

Ⅱ．方法

1．調査の対象

　1看護系大学の3・4年次の女子学生143

名を対象とした。

2．調査期間
2007年7月。

3．調査方法
自記式調査票の配票留置調査。講義終了後に研究者が調査票を配付し、専用の回収箱を設置し回収を行った。回収数は136名で回収率は95.1%であった。

4．調査枠組みおよび調査項目
調査枠組みは図1に示す。

1）喫煙の実態
喫煙の有無、喫煙の頻度、1日の喫煙本数、喫煙のきっかけ、喫煙開始年齢、禁煙の意思など。

2）喫煙環境
家族の喫煙の有無、友人の喫煙の有無、TVの影響など。

3）健康に関する知識・意識
たばこが身体に与える影響についての知識、看護師の喫煙についての考え、受動喫煙に気をつけているか、妊娠・出産における健康と喫煙への考え。

4）首尾一貫感覚（SOC）
首尾一貫感覚（Sense of Coherence：SOC）とは、ストレスにさらされながらも、健康へのダメージを受けないばかりか、時にはストレスを成長の糧にさえしてしまう能力、健康保持能力を測る尺度として開発されたものである。本研究では、山崎らによるSOC縮約版（7段階リッカートスケール、全13項目）を用いた（山崎、2006）。点数が高いほどストレス対処能力が高く、一般の人々の平均は54〜58点である。

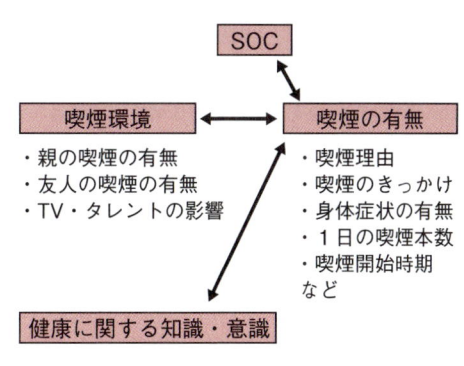

図1　調査枠組み

5．倫理的配慮
調査の目的、任意であること、プライバシーの保護、調査の回答により学業に不利益が生じないこと、調査で得た情報は研究以外に使用しないことを調査票に記載し、配付時に口頭でも説明を行った。回答後の調査票は封筒に入れてもらい回収した。

調査は無記名とし、回答した時点で同意が得られたものとみなした。

6．分析方法
調査データは基本集計を行い、2群の検定をする際はχ^2検定とt検定を行い、有意水準は5％とした。解析用統計ソフトSPSS 14.0J for Windowsを使用した。

Ⅲ．結果

1．対象者の背景
136名のうち3年次が64名、4年次が72名で平均年齢は21.1±1.2歳であった。

2．看護学生の喫煙の実態
1）喫煙の実態（表1）
喫煙の実態は表1の通りである。喫煙者は23名（16.9％）で、そのうち半数が毎日喫煙

をしていた。1日の喫煙本数は「1～5本」が13名（56.5％）であり、11本以上と答えている者は1割であった。1箱以上吸っている者はいなかった。喫煙者が喫煙を始めたきっかけとして最も多かった回答は「友人・先輩のすすめ」「なんとなく」であった。喫煙開始年齢は「大学1年」が7名（30.4％）と最も多かったが、学年が上がっても喫煙を開始した人がいた。また、「大学1年」から「大学4年」までを合計すると13名（56.5％）で、約6割もの人が大学に入学してから喫煙を開始していた。

2）禁煙の意思（表2）

喫煙者のうち喫煙をやめようと思ったことのある人は19名（82.6％）で、約8割であった。また、どのようなときにやめようと思ったかを質問すると、「彼氏や友人、家族に禁煙をすすめられた」という回答が5名（26.3％）と最も多かった。

喫煙をやめられない理由は、「ストレス解消になっている」「吸うとイライラがおさまる」「吸うことが習慣になっている」であった。

喫煙をやめようと思ったことのない3名にその理由を質問したところ、「やめるとイライラしそう」「特に身体症状もないから」「その他」が各1名ずつであった。

3）身近な喫煙者（表3）

喫煙者に対し、同居している家族内に喫煙者がいるかを質問したところ、16名（69.6％）が家族内喫煙者がいると回答した。そのうち

表1　喫煙の実態

項目	カテゴリ	人数	
現在の喫煙の有無 N＝136	有り	23名	(16.9％)
	無し	113名	(83.1％)
喫煙の頻度 N＝23	毎日	13名	(56.5％)
	週に数回	2名	(8.7％)
	月に数回	5名	(21.7％)
	年に数回	1名	(4.3％)
	無回答	2名	(8.7％)
1日の喫煙本数 N＝23	1～5本	13名	(56.5％)
	6～10本	5名	(21.7％)
	11～15本	2名	(8.7％)
	16～20本	1名	(4.3％)
	無回答	2名	(8.7％)
喫煙のきっかけ N＝23	友人・先輩のすすめ	7名	(30.4％)
	興味本位	5名	(21.7％)
	好きなタレントやTVの影響	1名	(4.3％)
	ダイエットのため	1名	(4.3％)
	家にタバコがあったから	1名	(4.3％)
	なんとなく	7名	(30.4％)
	無回答	1名	(4.3％)
喫煙開始年齢 N＝23	中学1年	0名	(0.0％)
	中学2年	1名	(4.3％)
	中学3年	1名	(4.3％)
	高校1年	1名	(4.3％)
	高校2年	4名	(17.4％)
	高校3年	2名	(8.7％)
	大学1年	7名	(30.4％)
	大学2年	4名	(17.4％)
	大学3年	2名	(8.7％)
	大学4年	0名	(0.0％)
	無回答	1名	(4.3％)

表2　禁煙の意思

項目	カテゴリ	人数	
喫煙をやめようと思った N＝23	はい	19名	(82.6％)
	いいえ	3名	(13.0％)
	無回答	1名	(4.3％)
どのようなとき N＝19	授業で身体に悪いと知った	3名	(15.8％)
	身体症状があらわれた	4名	(21.1％)
	彼氏や友人、家族に禁煙をすすめられた	5名	(26.3％)
	その他	3名	(15.8％)
	無回答	4名	(21.1％)
やめられない理由 N＝23	ストレス解消	6名	(26.1％)
	イライラがおさまる	6名	(26.1％)
	習慣になっている	6名	(26.1％)
	その他	4名	(17.4％)
	無回答	1名	(4.3％)

約3割は母親が喫煙すると答えた。また、家族以外で親しい人のなかに喫煙している人がいるか質問したところ、「誰もいない」と回答した者はおらず、周りに誰かしら喫煙をしている人がいるという結果であった。

4）非喫煙者が喫煙をしない理由（表4）

非喫煙者が喫煙をしない理由は表4のとおりである。

今後も喫煙をしない自信があるか質問したところ、約9割の学生が「自信がある」と回答していた。

表3 身近な喫煙者

項目	カテゴリ	人数	
家族内に喫煙者がいる N=23	はい	16名	(69.6%)
	いいえ	5名	(21.7%)
	無回答	2名	(8.7%)
誰が喫煙者か N=16（複数回答）	父	12名	(75.0%)
	母	5名	(31.3%)
	その他	1名	(6.3%)
家族以外の親しい喫煙者 N=23（複数回答）	誰もいない	0名	(0.0%)
	彼氏	10名	(43.5%)
	いつも一緒にいる学科内の友人	14名	(60.9%)
	サークルの先輩・後輩	4名	(17.4%)
	その他	6名	(26.1%)

表4 非喫煙者が喫煙をしない理由

項目	カテゴリ	人数	
喫煙をしない理由 N=113	身体に悪い	54名	(47.8%)
	タバコの臭いが嫌い	25名	(22.1%)
	服や髪にタバコの臭いがつくのが嫌だ	2名	(1.8%)
	かっこ悪い	0名	(0.0%)
	その他	15名	(13.3%)
	無回答	17名	(15.0%)
今後も喫煙をしない自信 N=113	ある	101名	(89.4%)
	少しある	6名	(5.3%)
	あまりない	2名	(1.8%)
	ない	1名	(0.9%)
	無回答	3名	(2.6%)

3．健康について（表5）

現在健康に気を遣っていると回答した学生は93名（68.4%）であった。また、たばこが身体に与える影響について知っている学生はほぼ全員であった。健康に気を遣っているか遣っていないかと喫煙の有無には有意差はみられなかった（$\chi^2 = 0.993$、$p = 0.327$）。

表5 健康について

項目	カテゴリ	人数	
健康に気を遣っている N=136	遣っている	93名	(68.4%)
	遣っていない	43名	(31.6%)
たばこが身体に与える影響 N=136	よく知っている	63名	(46.3%)
	まあまあ知っている	72名	(52.9%)
	あまり知らない	1名	(0.7%)
	全く知らない	0名	(0.0%)

表6 看護師の喫煙について

項目	カテゴリ	人数	
看護師の喫煙率が高いことをどう思うか N=136	よいと思う	1名	(0.7%)
	まあよいと思う	20名	(14.7%)
	あまりよくないと思う	61名	(44.9%)
	よくないと思う	53名	(39.0%)
	無回答	1名	(0.7%)
なぜ喫煙率が高くてもよいと思うか N=21	個人の自由	11名	(52.4%)
	仕事でのストレスが多い	10名	(47.6%)
	一番手っ取り早い気分転換になる	0名	(0.0%)
なぜ喫煙率が高いのはよくないと思うか N=114	患者に禁煙指導・支援する立場だから	48名	(42.1%)
	まずは自分の健康に気をつけなくてはいけない	52名	(45.6%)
	「看護師が喫煙している」と聞くとイメージが悪い	9名	(7.9%)
	その他	3名	(2.6%)
	無回答	2名	(1.8%)

4．看護師の喫煙についての考え（表6）

図2の通り、約6割の学生が看護師の喫煙率の高さを知っていた。また1割以上は喫煙を容認していた（表6）。その理由は、「個人の自由」「ストレスが多いから」であった。一方、喫煙率の高さをよくないと思う理由は、「まずは自分の健康に気をつけなくてはいけないと感じる」「患者に禁煙指導・支援をする立場だから」「看護師が喫煙をしていると聞くと世間一般的にイメージが悪い」の順であった。

5．妊娠・出産と喫煙について（表7）

妊娠・出産と喫煙との関係に対する考えを質問した結果が表7である。学生のうちの43名（31.6％）が妊娠してから禁煙をすればいいと考えていた。喫煙者は非喫煙者に比べ、妊娠してから禁煙すればいいと考えている者が有意に多かった（$\chi^2 = 5.946$、$p = 0.015$）。また、そのほかの質問においても喫煙者、非喫煙者で考え方に有意な差がみられた。

6．身の回りの環境と喫煙

受動喫煙に気をつけるようにしているか（表8）を尋ねた結果、「飲食店では禁煙席に座るようにしている」の設問で喫煙者、非喫煙者では考えに有意な差があった（$\chi^2 = 6.335$、$p = 0.012$）。また、「喫煙者の近くには行かない」という設問でも同じように二者間に有意な差がみられた（$\chi^2 = 8.940$、$p = 0.003$）。

TVでの喫煙シーンを好ましいと思うかどうかを質問したところ、「好ましい」が1名（0.7％）、「まあ好ましい」が22名（16.2％）、「あまり好ましくない」が92名（67.6％）、「とても好ましくない」が20名（14.7％）で、8割以上が好ましくないと答えた。さらに、好ましくないと回答した学生に、その理由を尋ね

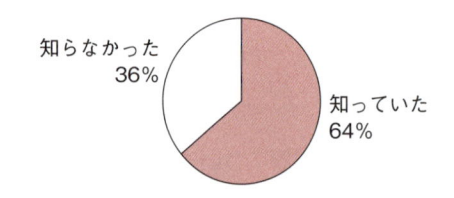

図2　看護師の喫煙率の認知度（N = 136）

知っていた 64％
知らなかった 36％

表7　妊娠・出産と喫煙について　　　N = 136

項目	カテゴリ	喫煙者	非喫煙者	χ^2値	P値
女性だからといって喫煙してはいけないのはおかしい	とても思う／そう思う あまり／全く思わない	21名（95.5％） 1名（4.5％）	59名（59.7％） 54名（40.3％）	13.985	0.000
今は喫煙していても妊娠してから禁煙すればいい	とても思う／そう思う あまり／全く思わない	12名（54.5％） 10名（45.5％）	31名（27.9％） 80名（72.1％）	5.946	0.015
子どもの前で吸わなければ喫煙してもいい	とても思う／そう思う あまり／全く思わない	9名（40.9％） 13名（59.1％）	12名（10.7％） 100名（89.3％）	12.686	0.000
子供を産む可能性のある女性として喫煙するのはよくない	とても思う／そう思う あまり／全く思わない	16名（72.7％） 6名（27.3％）	100名（90.1％） 11名（9.9％）	4.965	0.026

表8　受動喫煙について　　　N = 136

項目	カテゴリ	喫煙者	非喫煙者	χ^2値	P値
飲食店等では禁煙席に座る	はい いいえ	7名（33.3％） 14名（66.7％）	71名（62.8％） 41名（37.2％）	6.335	0.016
喫煙者の近くに行かない	はい いいえ	3名（14.3％） 18名（85.7％）	56名（49.6％） 57名（50.4％）	8.940	0.003

たところ「子ども達がたばこを自然なことと捉えてしまうかもしれないから」「子ども達の興味を刺激してしまう」「見ていて不愉快」の順に多かった。

大学敷地内の全面禁煙に賛成か反対かを質問したところ、賛成している学生は半数以上であった。

7．ストレス対処能力（SOC）と喫煙

SOC 平均は 50.1 ± 10.0 で、非喫煙者（51.0 ± 9.7）は喫煙者（45.4 ± 11.0）に比べて SOC 得点が有意に高かった（$t = -2.46$, $p = 0.015$）。

Ⅳ．考察

1．喫煙率の高さと喫煙開始年齢

今回の調査での看護学生の喫煙率は 16.9％であり、わが国の女性喫煙率の 13.8％とほぼ同様の結果であった。関島ら（2005）の研究では、看護学生の喫煙率は 6.2％で、他県と比較しても喫煙率が低いとしており、県民性が関与しているのではないかと報告している。また、大浦ら（2004）は看護学生と非医療系学生を対象に調査を行っており、現在喫煙しているものは看護学生が 1.8％、非医療系学生は 12.8％であったと報告している。どちらの研究と比較してみても、本研究の看護学生の喫煙率は高かった。その理由の 1 つとして、調査の実施主体が学生であったため、喫煙についてのありのままを回答しやすかった可能性があると考えられる。あるいは、調査の時期において、本研究は試験前の時期に調査を実施したために、ほかの研究よりも学生のストレスが高く、喫煙率が上がったのではないかと推測される。また、関島らは調査地域の喫煙率が学生の喫煙率にも関連しているのではないかと示唆しているため、地域の喫煙率の影響については今後も検討していく必要がある。

喫煙者のうち、大学入学後に喫煙を開始した学生は 56.5％と高率であり、日本看護協会（2006）が看護職を対象に行った実態調査と同様の結果を得た。喫煙のきっかけでは「友人・先輩のすすめ」が多かった一方で、禁煙のきっかけでも「彼氏や友人、家族に禁煙をすすめられたとき」と回答した学生が多かった。エリクソンは成人前期の発達課題を「親密－対－孤立」としており（吉松、2006）、青年期は交友関係を親密化していく時期であるため、友人などの影響を受けやすいといえる。したがって、青年期にある大学生の喫煙に周囲の人の影響が大きいという本研究の結果は妥当である。

これらのことから、大学入学後の喫煙防止教育やピアサポートを中心としたはたらきかけが重要であると考える。

2．看護学生の喫煙とストレス

看護師の喫煙率の高さを知っている学生は約 6 割であり、1 割以上の学生は喫煙を容認していた。竹内ら（2006）の医療系大学生を対象に実施した調査でも、医療従事者の喫煙について、「ほかの職業と区別する必要はない」と回答した学生が約 1 割いた。このように、医療職の喫煙を容認する学生がいるということは、就職後に喫煙を開始・継続する要因の 1 つになる可能性がある。

学生は、喫煙が身体に与える影響についての知識はもっているが、「個人の自由」という考えが先行し、禁煙行動や喫煙防止行動のきっかけが見いだせないのではないかと予測できる。行動へ移すために、看護学生には、知識の提供よりも態度を変容するためのアプローチをはかる必要があると考える。

喫煙している学生が喫煙をやめられない理由として、「ストレス解消」「イライラがおさまる」が多かったことから、看護学生は実習などでのストレスが多く、それを解消するた

めに喫煙をしている場合が多いと推測できる。看護学生や看護師にストレスが多いとはいえ、自らの健康を害す危険を抱えてまで喫煙するのは望ましいことではない。学生のうちから健康的なストレス解消法を見つけ、喫煙に頼らずにストレスを発散させられるようにしていくことが重要であると考える。

また、本研究では、喫煙者は非喫煙者に比べSOC得点が低かった。これは、上述のように、喫煙をしている学生は喫煙以外の健康的なストレス対処法を見つけられず、喫煙に頼っているのではないかと考える。木村ら（2001）は、大学生のSOC得点を高める要因として、自己に原因を帰属させる傾向が強いことと、サポートネットワークが多いことなどを挙げている。したがって、周囲の友人などからのサポートネットワークを活かし、ストレス対処能力を向上させることも大切である。

今回、健康に気を遣っているか否かと、喫煙の有無には有意差がみられなかった。これは、この設問に対して、喫煙よりも食事や睡眠、運動といった健康行動を想定して答えたのではないかと考えた。

3. 妊娠・出産と喫煙

今回の調査で、喫煙が身体に与える影響についてほぼ全員が「知っている」と回答したにもかかわらず、3割もの学生が妊娠してから禁煙をすればいいと考えていた。妊娠したと自覚するのは、およその場合、つわりや月経停止、または、妊娠反応の陽性化によってである。しかし、それ以前から母体内では胎児の発育は始まっているため、妊娠可能な時期には禁煙していることが望ましいというのはいうまでもない。妊娠初期における喫煙や薬剤、放射線被曝が胎児に与える影響を学習している看護学生が、「妊娠してから～すればいい」という考えにとどまっているというのは問題であろう。したがって、妊娠期の母子の健康に関する知識を再確認するだけでなく、看護学生が、将来のことを見通した健康意識をもてるように、サポートしていくことが重要であると考える。

V. 結論

女子看護学生143名を対象に、喫煙の実態を明らかにし、健康への意識やストレス対処能力との関連を検討することを目的とした質問紙調査を行った。その結果、以下のことが明らかになった。

1. 看護系女子学生の喫煙率は16.9％で、わが国の女性の喫煙率とはほぼ同様であったが、看護学生を対象としたほかの研究との比較では高率であった。大学入学後に喫煙を開始した学生が多く、入学後の喫煙防止教育やピアサポートを中心としたはたらきかけが重要である。
2. 看護師の喫煙率の高さを知っている学生は約6割であり、喫煙を容認している学生が1割以上いた。「喫煙は個人の自由」という考えを変容するためのアプローチや、喫煙に頼らずに、ストレスを発散させる方法を見つけることが大切である。
3. 妊娠・出産と喫煙に関して、子どもができてから禁煙すればよいと考えている学生が3割いた。看護学生として、妊娠期の母子の健康に関する知識を再確認するだけでなく、将来を見通した健康意識に変容していくことが重要であるといえる。

本研究は、1つの看護系大学の学生を対象としているため、研究結果の一般化には限界がある。また、喫煙の有無と家族内喫煙との関連について明らかにしたかったものの、本研究においては項目の設定が不十分で分析に至らなかったため、今後の課題としたい。

謝辞

お忙しいなか、本研究にご理解・ご協力頂いた学生の皆様に深く感謝いたします。

＜引用文献＞

1) 木村智香子，山崎喜比古，石川ひろのほか（2001）．大学生のSense of Coherence（首尾一貫感覚，SOC）とその関連要因の検討．日本健康教育学会誌，9（1・2），37-46．
2) 日本看護協会（2007．3）．2006年「看護職のたばこ実態調査」報告書．（http://www.nurse.or.jp/）Accessed November 22, 2007.
3) 大浦麻絵，鷲尾昌一，丸山知子ほか（2004）．看護系大学生の喫煙経験と喫煙に関する意識―非医療系大学生との比較―．看護教育雑誌，45（6），470-474．
4) 関島香代子（2005）．新潟県における看護学生・看護師の喫煙行動と喫煙に対する禁煙支援活動の状況―卒前卒後看護師における喫煙関連教育カリキュラム導入を目指して―．新潟医学会雑誌，119（9），536-545．
5) 竹内美由紀，小林秋恵，淘江七海子ほか（2006）．医療系女子大学生における喫煙防止対策のための喫煙に関する意識調査．香川県立保健医療大学紀要，3，117-125．
6) 山崎喜比古，朝倉隆司編集（1999）．生き方としての健康科学．東京：有信堂高文社．
7) 吉松和哉，小泉典章，川野雅資編集（2006）．精神看護学Ⅰ　精神保健学．東京：ヌーヴェルヒロカワ．
8) 財団法人厚生統計協会編集（2006）．国民衛生の動向．東京：厚生統計協会．

指導教員の講評

坂間伊津美

　この研究は、女子看護大学生の喫煙の実態を質問紙調査で明らかにし、健康への意識やストレス対処能力との関連を検討することを目的としています。看護職の喫煙率の高さが問題視されているなか、将来看護職になり子どもを産み育てる立場にもなる看護学生の喫煙状況や喫煙への考え方はどうなっているのだろう？という学生の疑問から研究が始まりました。

　今回の調査研究では仮説を立てています。学生は文献などをもとに「喫煙の有無」に関連するのではないかという要因の仮説を調査枠組みの中で示しています。初めて取り組む研究でシンプルなモデルですが、これが分析を進める指針となります。

　調査対象は、講義で喫煙の妊娠・出産への影響を学習した3～4年次生143名で、留置法による調査を行っています。標本数と回収率はある程度確保できていますが、簡便サンプリングのため研究結果の一般化に限界がある点は学生が述べている通りです。調査実施の際は、対象者への倫理的配慮をきちんと行えており、研究者としての謙虚な態度が芽生えていました。

　結果、考察では、看護大学生の喫煙の状況について興味深いデータを得て、これからの看護への示唆としてよくまとめています。ただ、健康に関する意識と喫煙との関連をもう少し明示できるとよかったでしょう。学生からも、健康に関する意識を測定する項目をもっと精選すべきであったとの振り返りがなされています。

　調査を完璧に行うのは難しいことです。振り返りと実践を繰り返しつつ、よりよい調査研究を目指して努力していきましょう。

IV 学生の研究論文と指導教員の講評

精神看護研究■文献研究

アロマテラピーによる睡眠効果に関する文献研究

田村育美
茨城キリスト教大学看護学部看護学科
(現・水戸赤十字病院看護師)

指導教員 坂江千寿子

要旨

うつ病の回復と睡眠との関連から、睡眠の状態を改善する方法としてのアロマテラピーに着目し、文献を探索した。対象は、医学中央雑誌web、過去5年（2002～2007年）、キーワード「アロマテラピー」「不眠」「精神疾患」「うつ」を用いて該当した「精神疾患」に関する13件中の原著論文9件である。対象者の疾患の多くは統合失調症で、アロマオイルはラベンダーが主であり、コットンに滴下して使用されていることが多い。また、効果判定のためのデータ収集方法は、主観的睡眠効果判定（アンケート）が多いが、客観的観察も併用して使用されている。

Key word：アロマテラピー、不眠、精神疾患、うつ、文献研究

I．はじめに

現在うつ病などの精神疾患が増えているが、私は精神病とは遠い存在だと思っていた。しかし、身近な者がうつ病になったことをきっかけに強い関心をもち、文献を調べた結果、精神疾患と睡眠には大きな関連性があることがわかった。例えば、うつ病と不眠は「慢性化した不眠をもつ者はうつ病を発生する危険が明らかに高い」、「うつ病のほかの症状が改善した後にも、不眠が持続する患者は再燃再発の危険が高まる」（清水、2005）。睡眠は、精神疾患の経過を把握するうえで重要な指標であり、睡眠チェック表を用いると、急性期状態で中途覚醒が多く、途切れ途切れで全体としても延長していた睡眠時間が、回復期になるとまとまってとれるようになってくるのがわかる」（小松澤、2004）。また、「精神疾患の回復にあたっては睡眠の時間だけではなく睡眠の質も問題になる」とも述べられている（中井、2004）。

そこでうつ病の回復と睡眠との関連に注目し、睡眠の状態を改善する方法を模索したいと考えた。精神疾患患者は睡眠状態を改善するため睡眠薬を服用しているが、同時に副作用も伴ってくる。副作用の少ないアロマは、エステや日常生活で多く使用されており、リラックス効果があるといわれている。また、現在の医療においても代替・補完療法としてその効果が着目されている。私も不眠を訴える統合失調症患者へアロマを用いたフットケアを試みたが、治療方法の変更もあり、2週間の実習中に明確な結果は得られなかった。そこで、アロマテラピーと睡眠の関連性について今回は文献を用いて比較検討し今後の看護に役立てたいと思う。

[研究目的]

アロマテラピーが睡眠状態にどのような影響を与えているのかを、文献研究により明らかにする。

II．研究方法

1．データ収集の方法

対象は、医学中央雑誌web版、過去5年（2002～2007年）、キーワード「アロマテラピー」「不眠」「精神疾患」を用いて検索した。ヒットした件数28件中「精神疾患」に関す

るもの13件、「がん・終末期」に関するもの3件、「老年・認知症」に関するもの5件、「その他」に関するもの7件であった。今回は「精神疾患」に関連する13件中の原著論文9件を対象とした。

2．分析方法

論文9件を詳細に熟読し、各内容から「対象者」「使用したアロマと使用方法」「データ収集方法」「結果」の4項目を抽出し、効果判定の方法を比較した。

Ⅲ．結果

1．文献中の研究対象者の属性（図1）

①対象者の疾患名は「統合失調症」3件（文献1、2、5）のべ18名、「躁うつ病」1件（文献7）2名、「アルコール依存症」1件（文献4）12名、「急性一過性精神障害」1件（文献6）1名、「分裂感情障害」1件（文献7）1名であった。また「疾患が特定されずに不眠を訴える患者」3件（文献3、8、9）のべ77名、コントロール群「健康な人」1件（文献8）13名のみあった。

②対象者は「精神状態が安定している患者」1件（文献1）、逆に「不穏行動がある患者」1件（文献7）で、「不眠のある患者」が4件（文献2、5、6、8）「抑うつ症状がある患者」1件（文献6）である．条件には、「鼻疾患・呼吸器疾患がない」3件（文献3、4、9）、「処方に変更がない」1件（文献9）である。

2．用いられている研究方法

①研究の種類は「事例」2件（文献3、6）、事例研究での「準実験」6件（文献1、2、4、5、7、9）、「実験」1件（文献8）であった。

②使用されているアロマの種類は「ラベンダー」7件（文献1、2、3、5、6、8、9）、「オレンジ」2件（文献6、8）、「イランイラン」1件（文献8）、「マージョラム」1件（文献7）、「ベルガモット」1件（文献4）、「白檀」1件（文献8）、「玉ねぎ」1件（文献2）、「ラベンダーとアーモンドのブレンド」1件（文献1）であった（図2）。

③使用方法は「ティッシュペーパーにアロマを垂らし枕元に置く」2件（文献1、7）、「コットンにアロマを垂らし枕元に置く」3件（文献3、4、5）、「ガーゼにアロマオイルを垂らし枕元に置く」1件（文献2）、「散布器を使用し香りを嗅ぐ」2件（文献8、9）、「アロマオイルを手に取って両上肢・頸部をマッサージ」1件（文献1）、「アロマオイルを垂らした蒸しタオルで顔と両下肢をマッサ

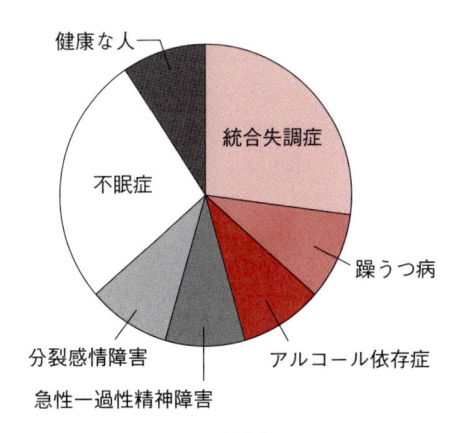

図1　対象者の疾患別割合

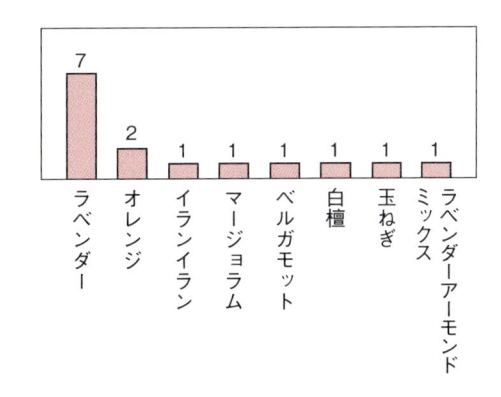

図2　使用したアロマオイル

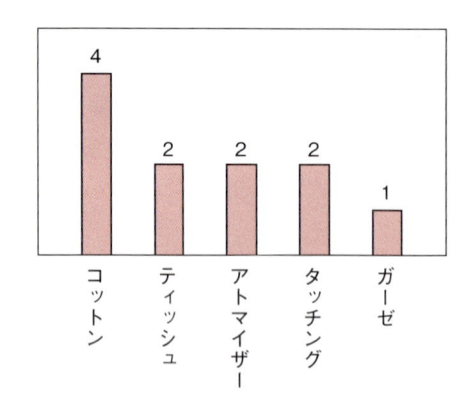

図3 使用方法

ージ」1件（文献6）であった（図3）。

3．データの収集方法の分類

データ収集方法は睡眠効果判定のために収集されたデータ「睡眠チェック表を用いてセルフチェック（図4）」3件（文献2、3、5）、「睡眠チェック表を用いて看護師が睡眠状態の変化をチェック」2件（文献1、9）、「アンケート調査により睡眠状態の変化をみる」5件（文献2、3、5、8、9）、「電極を使用し身体変化をみる」1件（文献8）、「バイタルチェックで身体変化をみる」1件（文献7）、「患者の訴え・言動・行動などから変化をみる」3件（文献4、6、7）であった（表1）。

Ⅳ．考察

文献の検索結果において、うつ病患者を対象とした研究は少なく、統合失調症の患者を対象とする研究が多かった。これは、患者数がうつ病患者（気分障害）24,041名に対し統合失調症患者が97,753名と、圧倒的に多い（精神福祉研究会、2006）ことも影響していると考えられる。

また、睡眠の特徴について「うつ病は多くの場合、睡眠維持機能が障害され、効率の悪い睡眠となる。程度や内容の差もあるが、入眠困難、中途覚醒、早朝覚醒、浅眠、総睡眠時間の減少が存在する」と述べられている（坂田、2004）。さらに、「うつ病では、なかなか寝付けない入眠困難、眠りが浅くて途中で起きると眠れない熟眠感障害、あるいは早朝覚醒などのタイプの睡眠障害が認められる」（井出、2002）、特に「うつ病の睡眠障害は中途覚醒と早朝覚醒が典型的」である（瀧川、2007）とも述べられている。このことから、うつ病の不眠は個人差があるものの疾患に特徴的な傾向として現れ、治療も症状に合わせて薬で調整されていることが多いと考える。

一方、「統合失調症の場合、睡眠が乱れていることは確かなのだが、簡単に"こうだ"といえないのが現状」（中井、2004）とされている。このことから統合失調症は睡眠の症状を特定することは難しく、薬を飲んでも不眠が長引くと考えられ、薬物以外の不眠治療の効果を求めることが多いのではないかと考える。

また、アロマ使用の効果としては香りを嗅いで寝ることから入眠に対して効果が得られ

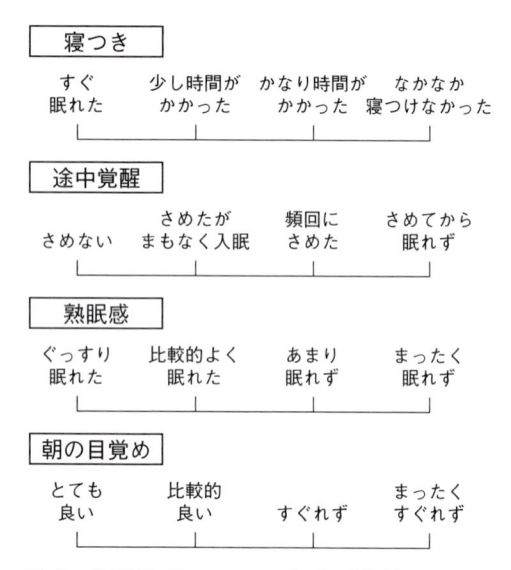

図4 睡眠セルフチェック表（文献2、3、5より）

ると考えられるため、中途・早朝覚醒が多いとされているうつ病患者には、効果が得られにくいのではないかと推測できる。

　今回の分析によってアロマオイルとしてラベンダーが多く使用されていることが明らかになった。その理由として「ラベンダーには鎮痛・鎮静作用があり、睡眠に対し効果的である」（新島、2007）と述べられており、一般的にもよく知られているためだと考える。しかし、実際には患者の好みもあるのでいくつかのアロマオイルを用意し患者に選ばせ好きな匂いを使用するほうが効果的であると考える。また、予想外に玉ねぎの睡眠効果の報告もあった。使用方法ではティッシュペーパーまたはコットンにアロマをたらし枕元に置く方法が6件と多く使用されている。匂いの持続性においては散布器が一番効果的と考えられ、続いてコットン、ティッシュペーパーの順で持続性があると考える。コットンやティッシュペーパーは吸水性がよく、乾きやすいため効果が短いかもしれない。使用が多い理由としては、機械の購入費用がかかる散布器に比べて、ティッシュペーパーやコットンは安価で簡便に使用でき、回収処理がしやすいためだと考える。

　今回、アロマの使用方法として嗅覚だけではなくタッチングを併用した研究が見受けられた。時間を要する方法で日常的な継続は難しいが、病院生活に慣れない時期の不安・緊張が高い患者にはタッチングを施したコミュニケーションによってリラックス状態を提供できるかもしれない。

　データ収集方法では、対象者の条件が重要となる。今回は、不眠以外に「鼻疾患・呼吸器疾患がない患者」3件、「精神状態が安定している患者」1件、「処方に変更がない患者」1件という条件を設定していた。しかし、処方を変更しないという絶対的条件をつけて行うことは臨床の場では難しいことから、正しい結果を得るための限界になると考える。セルフチェックの場合、熟眠感は主観的なものであるため、適切なデータ収集方法である。しかし、睡眠時間などは本人が自覚していないだけで寝ている場合もあるため看護師のチェックも必要かもしれない。電極などの装着により睡眠状態や身体変化を調べる方法は、より正確な生体情報が得られるが、器具の準備や、手技の統一など日常的に用いるのは難しい。そのためか主としてバイタルサインなどの身体変化をチェックしている。いずれにしても、1つの方法で行うのではなく、主観的なセルフチェックと客観的な観察指標、つまり看護師によるチェックと身体変化のデータを組み合わせるほうが適切な結果が得られると考える。

　本研究の限界は、精神看護領域に限ったため、対象文献が9件と少なかったことである。今後、精神科疾患以外の不眠患者も含めて幅

表1　睡眠効果判定のためのデータ収集方法

睡眠効果判定方法	内容	文献
主観的睡眠効果判定	①睡眠チェック表②アンケート③フェイススケール	2.3.5 7.8.9
客観的睡眠効果評価	看護師が巡廻し睡眠チェック	1.9
生体反応による睡眠評価判定	①脳波②心電図③筋電図④眼球運動を測定 被験者は睡眠実験の2時間前に電極を装着	8
バイタルチェックによる睡眠評価判定	①体温②脈拍数③呼吸数④血圧⑤心負荷係数	7
患者の言動による睡眠評価判定	患者の言動、睡眠、活動状況から検討	4.6.7

資料：対象とした文献の概要

文献番号と対象者	使用アロマ・使用方法	データ収集方法	結果
1 統合失調症患者5名 〈条件〉 精神状態が比較的安定している患者	ラベンダー ・ティッシュペーパー1枚にラベンダー精油を1～2滴たらし枕元に置く。 ・アーモンドオイルとラベンダーオイルのブレンドオイルで対象患者の両上肢・頸部にタッチングを施す。使用時間は不明。	・アロマテラピー実施前・実施中のそれぞれ4週間を区切りとして、看護師が睡眠・午睡チェック表に睡眠、午睡、頓服眠剤、外泊の状態を記入する。 ・使用中4週間の平均睡眠時間、21:00～24:00に入眠できたか、1日5時間以上眠れたかを前後で比較し割合を％で表す。	5名中4名の平均睡眠時間、21:00～24:00の時間帯に眠れた日の割合、21:00～翌8:00までの間に5時間以上継続して眠れた割合が増加した。
2 統合失調症患者10名 〈条件〉 不眠の訴えが多い患者	ラベンダー・玉ねぎ ・ガーゼにラベンダーオイルを染み込ませ巾着袋に入れベッド柵につるす。 ・玉ねぎをスライスし、ガーゼ2～3枚でつくった巾着袋に入れベッドにつるす。 使用時間：夜20時～翌朝9時半まで。	・1週間ラベンダーを使用し、その後1週間は何もせず過ごす。その1週間後に玉ねぎを使用し、それぞれ1週間後「寝つき」「中途覚醒」「熟眠感」「朝の目覚め」の4項目について4段階で意識調査した。 ・ラベンダーオイル使用時と何もしないとき、玉ねぎ使用時と何もしないとき、ラベンダーオイル使用時と玉ねぎ使用時をχ^2検定で比較。	玉ねぎの睡眠効果として、「中途覚醒」「熟眠感」に効果が認められ、玉ねぎの香りによる静穏効果が睡眠にも影響を及ぼすことが示された。ラベンダーオイルは、何も使用しないとき、玉ねぎ使用時と比較しても差が認められず。
3 混合病棟の不眠患者28名 〈条件〉 鼻疾患がない患者	ラベンダー ・ラベンダーオイルをコットンに1滴たらし、枕カバーの内側に挿入し朝回収。使用時間は不明	・アロマは3日間続けて使用してもらい、4日目の朝に睡眠調査表（セルフチェック）とアンケートで睡眠状態を調査する。	ほとんどの患者が睡眠調査表において自己評価で睡眠状態のランクが下がった。入眠障害では著明な点数の減少はみられなかったが、睡眠障害では男よりも女のほうがアロマを使用後不眠の改善がされていた。
4 アルコール依存症患者12名 〈条件〉 鼻疾患や呼吸器疾患がない患者	ベルガモット ・コットンにベルガモットオイルを0.04mL滴下し、巾着袋に入れベッドにつるし翌朝に回収する。 使用時間は20時～6時。	・介入前2週間の睡眠状態を把握し、2週間介入した。実験期間は計4週間。 ・19時に睡眠調査表を配布、患者に記入してもらい20時に回収する。 ・翌日6時に睡眠調査票を配布・記入してもらい6時半に回収する。 ・介入前後の平均睡眠時間を比較検討する（眠剤を使用したときのデータは使用しない） ・調査最終日に「匂い」「気分」「寝つき」「熟眠感」に対する主観的データを収集する。	介入後のアンケートでは「匂い」「気分」「寝つき」「熟眠感」のどの項目に対しても6割以上の対象者が睡眠に関してよいと評価していた。平均睡眠時間に関しては介入前群では7.44時間で介入後群は7.02時間だった。平均睡眠時間は芳香療法施行後25.2分減少していた。今回平均睡眠時間に関しては、大きな差が認められず、睡眠の量ではなく睡眠の質、特に中途覚醒の減少につながったことが明らかになった。
5 統合失調症患者3名 〈ケース1〉 　A氏30代女性 〈ケース2〉 　B氏60代女性 〈ケース3〉 　C氏50代女性 〈条件〉 不眠を訴える患者	ラベンダー ・眠前時ラベンダーオイルをコットンに2滴たらし枕元に置き翌朝回収。 使用時間は不明。	・介入前1週間、介入後1週間ずつ睡眠状態のセルフチェックの記入（4項目4段階で16点満点）を実施。 ・頓服使用状況、患者の様子、訴えは看護記録より把握する。	〈ケース1〉4日目以降、頓服使用回数が減り、徐々に幻聴、疼痛ともに減少し眠前薬も減量された。アンケートは開始前10点開始後7点。 〈ケース2〉眠前薬増量されたが不眠時使用状況は変わらない。「匂いがよく気持ちいい」との発言あり。アンケートは開始前11点開始後7点。 〈ケース3〉眠前薬が減量された。アンケートは開始前16点、開始後4点。

文献番号と対象者	使用アロマ・使用方法	データ収集方法	結果
6 急性一過性精神障害 肺非定型抗酸菌症 〈条件〉 抑うつ症状、不眠を訴える患者	ラベンダー・オレンジ ・アロマをたらした蒸しタオルで顔と両下肢を保温。 ・使用時間は患者の希望にそう。	・患者の言動、睡眠、活動状況から検討。 ・調査期間は2週間。	アロマテラピーを開始してからは、数分間隔だったナースコールが落ち着き、不眠時薬の希望が2回から1回に減った。排尿のため中途覚醒はあるがそのまま寝入るようになり、生活にリズムがついてきた。
7 躁うつ病2名 分裂感情障害1名 〈条件〉 不穏行動のある患者	マージョラム ・不穏の鎮静効果 ・ティッシュペーパーにマージョラムを1滴たらし、3分間匂いを嗅いでもらう。 ・使用時間は夜勤帯（17：10～21：00）。	・夜勤帯（17：10～21：00）に1人ずつナースセンターに来てもらい、椅子に座ってバイタルチェック（T・P・R・BD）、フェイススケールチェックを行い問診。バイタル変化、心負荷係数変化、フェイススケール変化から検証する。 ・調査期間は4週間。	アロマテラピー実施前後の平均バイタル変化として①体温上昇、②脈拍数降下、③呼吸数ほぼ変動なし、④血圧ほぼ変動なし、⑤心負荷係数下降が認められた。 フェイススケールはあまり変化がみられなかった。
8 実験① 健康な21～33歳（男9名、女4名） 実験② 不眠症39名 〈条件〉 不眠のある患者	ラベンダー・白檀・イランイラン・檜・ユーカリ・オレンジ ・好きな香りを選択し、睡眠前に散布器を使用し匂いを嗅ぐ。 実験①： 使用時間23時～7時。 実験②： 使用時間は不明。	実験① ・脳波、心電図、筋電図、眼球運動を測定。被験者は睡眠実験の2時間前に電極を装着し、午後11時過ぎに就寝、翌朝7時に起床。 ・オレンジ8名、白檀1名、ほかの4名はオレンジと白檀のブレンド。 実験② ・アンケート調査により睡眠状態を評価する。 ・オレンジ14名、ラベンダー11名、イランイラン13名で施行。 ・調査期間は1か月間。	実験① 8名のオレンジ群ではすべてレム睡眠の増加をみた。4名のブレンドした香りはレム睡眠に対しては著明な変化はみられなかった。体動の回数はブレンド（4名中2名）を除き減少をみた。 オレンジは体動の減少とレム睡眠で有意差が認められた。 実験② 不眠症の患者ではほとんどの人で寝つきがよく、よく眠れたとの回答を得た。すべてに有意差がみられた。
9 閉鎖病棟に入院している男子6名、女子4名 疾患名は不明 〈条件〉 鼻疾患や呼吸器疾患がなく、処方変更のない患者	ラベンダー ・アロマオールナイトにラベンダーオイルを使用し、壁にセット 使用時間は不明。	・芳香使用前と使用中の睡眠状態を看護師がチェックし、入眠日数を両群間で比較検討する。 ・入眠できたかどうか、またラベンダーの香りについてアンケート調査を実施し比較検討する。 ・調査期間は4週間。	芳香使用中の入眠日数が多い。また入眠状態の22時の両群においても有意差が認められ、芳香使用中の入眠日数が多い。23時の両群において有意差は認められない。アンケートにおいては「眠れる」が介入前40％から介入後70％に増加、「眠れているほうだと思う」が介入前30％介入後30％と同数、「眠れない」は介入前30％から0％に減少した。

広くアロマによる睡眠効果を分析する必要がある。

V. 結論

1. 対象者の疾患は統合失調症が多く、鼻疾患がない、処方の変更がない、精神状態が安定しているなどの条件が付加されている。
2. 使用されているアロマはラベンダーが多く、アロマの使用方法の多くはコットンへの滴下である。
3. データ収集方法は主観的睡眠効果判定（アンケート）が多いが、セルフチェックだけではなく、看護師によるチェックとの併用が望ましい。

<引用文献>

1) 井出訓（2002）．気分（感情）障害．太田保之ほか編集，学生のための精神医学（第1版, p.103）．東京：医歯薬出版．
2) 小松澤美代（2004）．回復期初期．坂田三允

編集，救急・急性期Ⅰ　統合失調症　精神看護エクスペール6（p.93）．東京：中山書店．

3) 坂田三允（2004）．急性期または入院初期．坂田三允編集，救急・急性期Ⅰ　統合失調症　精神看護エクスペール6（pp.70-71）．東京：中山書店．

4) 清水徹男（2005）：抑うつと不眠の関係．こころの科学，119，57．

5) 精神保健福祉研究会：2006年度版我が国の精神保健福祉．平成16年疾患分類別統計（pp.820-821）．東京．

6) 瀧川薫，柴田恭亮，櫻庭繁ほか（2007）．看護系標準教科書　精神看護学（p.114）．東京：オーム社．

7) 中井久夫（2004）．看護のための精神医学（pp.38-39）．東京：医学書院．

8) 中井久夫（2004）．看護のための精神医学（p.40）．東京：医学書院．

9) 新島旭（2007）：アロマセラピーの生理学的基礎．Journal of Japanese Society of Aromatherapy，6（1），13-21．

＜文献研究対象リスト＞

1) 奥野壽恵子，後藤真弓（2005）．精神科領域におけるアロマセラピー（pp.178-179）．日本精神科看護学会，研究論文第16群80席．

2) 菅野久信，白水重憲，岡本順子（2004）．香りと睡眠．アロマテラピー学雑誌，14（1），20-25．

3) 作田優香理（2004）．アロマセラピーが精神疾患患者に及ぼす影響（pp.204-207）．日本精神科看護学会，研究論文第11群52席．

4) 土居慎太郎，山本陽平，谷岡真作ほか（2004）．不眠傾向の統合失調症患者へのアロマテラピー効果（pp.196-199），日本精神科看護学会，研究論文第11群50席．

5) 中山ちはる（2005）．不眠患者にアロマテラピーを用いて（pp.86-88），日本精神科看護学会，研究論文第36群168席．

6) 原田直幸（2004）．統合失調症患者にラベンダーオイルと玉ねぎの香りを用いた睡眠導入の効果（pp.208-211），日本精神科看護学会，研究論文第11群53席．

7) 平沢千枝（2004）．ラベンダーオイルによる安眠効果の検討．第35回成人看護Ⅱ，24-26．

8) 松澤亮（2005）．アルコール依存症患者に対する芳香療法－ベルガモットオイルを用いた睡眠に関する効果．精神看護，36，86-88．

9) 米田優子，下山亮一，小原木彰（2004）．精神入院患者に対するラベンダーの香りを用いた睡眠導入の効果，十和田市立中央病院研究誌，16（1），66-68．

指導教員の講評

坂江千寿子

　代替療法としてのアロマテラピーは看護でも広く用いられています。うつ病の患者さんへの不眠対策として実習での成果が確認できなかったことが本研究の動機になりました。

　副作用の少ないアロマテラピーと睡眠の関連性について、アロマを用いてどのように睡眠を援助できるか、特に抗精神病薬を服用している場合の不眠への効果についてどのように評価するかが研究の目的でした。対象としては、結果的に統合失調症患者が主になり、精神疾患に絞らずに文献検索の範囲を広げれば、さらに多くの不眠へのアロマの援助が得られたかもしれません。

　精油としてラベンダーが多用され、使用方法も簡便なコットンに滴下する使用が多いことを文献研究の結果として示すことができました。効果の測定指標として、本来は生理学的測定法としての睡眠ポリグラフィ、アクチグラフィなどが用いられ、「睡眠段階の判定にはかなりの習熟を要するためコンピュータによる自動判定への期待が高まっている」とされています（田中、2007）。しかし、機器を用いる方法は臨床場面で不眠を訴える患者の効果判定には用いられにくく、主観的指標が多用されているのが現状です。今回も効果判定のためのデータ収集方法には主観的睡眠効果判定（アンケート）が多いという結果でした。このような介入研究では、効果判定が難しいことから、文献研究の焦点を主観的評価法（睡眠内省や睡眠生活習慣の評価）などの効果観察指標や評価尺度の内容に絞り、深く分析し考察できればさらによかったと思います。

　文献数が9件と少なかったのですが、文献の内容で不明瞭な点を、実際に執筆者に電話などで確認するなど、可能な限り内容を正確に記述・整理して、文献研究の質を高めようとした努力は評価できました。

　（田中秀樹，古谷真樹（2007）．睡眠と眠気の評価（1）－睡眠と眠気の生理的評価法と主観的評価法．看護研究，40（5），485－492．）

看護研究で使われる用語解説

用　語	意　味
一次文献	研究に必要な文献（資料）で研究成果が論文としてまとめられたもの
エスノグラフィー	文化人類学の手法の1つで社会集団を対象とした調査方法。研究者は研究対象とする集団の中に入って行動を共にしながらデータを収集する（参加観察法）
演繹的研究方法	すでに証明された法則や理論から仮説を立てて検証する。つまり、一般的な法則を適用して特殊なものを結論づける研究方法
オッズ比	ある事象の起こりやすさを2つの群で比較する尺度
χ^2検定（カイ二乗検定）	2群間がもつ特徴の関係性の割合が同じかどうかを検定する
仮説	事物を合理的に説明する仮定で研究結果に基づいて、変数と変数との間の関係を予測できるときに用いる1つの研究目的を述べたもの
間隔尺度	序列がつけられるカテゴリーで構成され、カテゴリーの間隔は等間隔だが絶対的な原点（0点）のないもの
観察法	研究対象者の特性、言動、反応などを観察によってとらえデータとする方法→参加観察法、非参加観察法
帰納的研究方法	個々の具体的な現象を観察して分析し理論をつくり出す方法。つまり、特殊な事実から一般的なものを導き出す研究方法
帰無仮説	ある1つの変数と他の1つまたは1群の変数との関係がないという仮説。あるいは2つ以上のグループ間の分布に差がないとする統計的な仮説。仮説検定の対象となり、帰無仮説が棄却されることで対立仮説（差や効果など）が支持される
紀要	大学や研究機関で独自に出版されている研究報告書（文献）。書店に出回らない文献
寄与危険度	両群（曝露群と非曝露群）における疾患頻度の差
クロス集計	変数間の組み合わせによるデータの分布傾向を調べる集計法
継続的比較分析	生成したカテゴリーについて、他のケースや状況などと比較して分析を続けること
構造的面接法	すべて決められた項目にそって質問する面接法
コーディング	対象となるデータの集計作業の能率化を図るために回答項目を分類して符号をつける（コード化）
コーディングガイド	コーディングにおいて、回答項目をコード化したものの一覧

用語	説明
最頻値	データのなかで1番多い値
索引誌	論文の情報や話題を明示して系統的にまとめて紹介したもの。代表的なものに『最新看護索引』がある
参加観察法	研究者が研究対象者とともに行動しながら観察して研究データを集める方法
散布度	統計データの散らばりの程度
質的研究	研究対象者の会話や行動、記述内容など数量的に表すことのできないデータを一定の順序に従ってまとめ、分析・考察する研究
質的データ	インタビューデータや日記、音声記録、映像記録など数量化できないものをデータとする。性別や血液型などのように性質を表し四則演算ができないデータ
質問紙法	研究対象者の意識や行動などについて調査票（質問紙）に回答してもらい、データを集める方法→郵送法、留置法、集合法
集合法	研究対象者を1つの場所に集めて調査票（質問紙）を配布し、その場で全員に記載してもらい回収する方法
従属変数	他の変数の影響を受けて変化する変数のこと。原因−結果という因果関係においては、結果にあたるもの
順序尺度	良い・普通・悪い、大・中・小、強い・弱いなど序列がつけられるカテゴリーで構成されているが、カテゴリー同士の間隔は等間隔がないもの
抄録誌	論文の内容と結論を要約して索引のように系統的に編成して紹介したもの
スピアマンの順位相関	2つの順序で示される変数の関係を統計値で説明したもの
正規分布	データの平均値を中心にして左右対称になる分布
生理学的測定法	生体が現す生命現象である心臓の拍動や呼吸、血流、脳波などを測定する方法
全数調査	母集団すべてを調査すること
相対危険度	両群（曝露群と非曝露群）における疾患頻度の比
代表値	データの代表となる値。分布の中心を表す値
単純集計	個々のデータを項目ごとに集計すること
中央値	入力データを小さい順に並べたときの真ん中の値
調査票	研究データとして必要な項目を質問形式で記載したもの
t検定	量的変数である場合、研究対象とした2群がいずれも正規分布にしたがうと仮定したうえで、2群の平均が等しいかどうか平均値の差を使って行う検定

電話法	研究対象者に電話を通して質問に回答してもらい、データを集める方法
統計的検定	研究結果が偶然で説明されるのかまたは、偶然ではなく説明できるのかを判断するために統計的手法を使って明らかにする
独立変数	研究者が実験操作などをする側の変数（説明変数）で、他の変数を説明する変数のことをいう。原因－結果という因果関係においては原因にあたるもの
度数	グループごとのデータ（数量）のこと
二次文献	一次文献である論文などをキーワードや著者名から探すためにまとめられた検索誌（索引誌、抄録誌など）→一次文献
二重盲検法	治療法や治療薬などの効果を明らかにする際、実験操作が行われているか研究対象者（被験者）と実験者双方ともに知らせないで行う研究法
ノンパラメトリック検定	データの分布が正規分布をとらない、または従属変数が質的データの場合に用いる検定→χ^2検定、マン・ホイットニー検定
曝露	疾病発生の要因となる条件や状態のこと。曝露要因として遺伝要因、身体的・精神的要因や環境要因が挙げられる
パラメトリック検定	尺度水準が間隔尺度、比率尺度で、データの分布が正規分布の場合に適用できる検定→t検定、ピアソン積率相関
半構造的面接法	ある程度の質問項目を決めておき、そこから面接によって会話を発展させて情報（データ）を集める方法
ピアソン積率相関	2つの量的変数（間隔尺度、比率尺度）の関係を統計値で説明したもの
非構造的面接法	質問項目を決めずに研究対象者と自由に会話しながら情報（データ）を集める方法
非参加観察法	研究者は研究対象者とはかかわらず、第三者としての立場に徹して、まわりから研究対象者を観察する方法
百分率	対象の数を、その全体の数で割り、100をかけたもの。全体100に対してどれくらいの割合があるかを示す
標準偏差	平均値を基準としたデータのばらつき
標本	母集団から一定の手順で選び出された集団の一部（部分）
標本抽出（サンプリング）	母集団から標本を選び出すこと
比率尺度	序列がつけられるカテゴリーで構成され、カテゴリー同士の間隔が等間隔でしかも0点を基点とするもの
フィールドワーク	研究対象とする場に入って行動を共にしながらデータを集めること→参加観察法

用語	解説
プリテスト	本調査の前に、研究対象と同じような特性をもつ少人数の人々を対象におこなう調査
分散	標準偏差を二乗したもの
分散分析	研究対象とした3群以上の差の有無を平均値の差を使って行う検定
変数	数量に置き換えられた研究のもとになるもの。調査における質問や質問項目
母集団	研究対象の基礎となるすべての集団
マン・ホイットニー検定	2群間でデータに対応がなく、順序を示した変数が正規分布をとらない場合に行う検定
名義尺度	2つ以上の序列がつけられないカテゴリーで構成され、性別や年齢、職業など属性の区分や分類のみを示すもの。数的値には意味のない尺度
面接法	面接による研究対象者との会話を通してデータを集める方法→構造的面接法、半構造的面接法、非構造的面接法
盲検法	治療法や治療薬などの効果を明らかにする際、実験操作が行われているか研究対象者（被験者）に知らせずに行う研究方法
有意水準	標本集団を観察した結果から母集団の状況を推測するとき、誤った判断をしている場合の危険率をいう。仮説を棄却するかどうかを判断する際の基準とされており、一般的な研究では5％または1％で設定する
郵送法	調査研究などで研究対象者への調査票（質問紙）の配布と回収を郵送で行う方法
リサーチ・クエスチョン	研究動機、研究への問題意識。研究テーマ設定のもとになる
留置法	研究対象者に調査票（質問紙）を渡しておき、一定期間してから調査者が調査票を集める方法
量的研究	多くの対象者から収集したデータを数量的に把握し統計的に処理して検証する方法
量的データ	身長や成績などのように数値で表し、量的に計算（四則演算）ができるデータ
理論的サンプリング	研究対象をあらかじめ決めるのではなく、得られたデータを分析しながら、次の研究対象を選択し収集する方法でデータ収集と分析の繰り返しに理論化が加わる
理論的飽和	そのデータからはそれ以上新しいテーマやパターン、あるいは概念が出現しないという時点
ワーディング	調査票作成時、質問文をつくる場合の表現方法。言い回しを考えるなど、言葉の使い方

索引

χ²検定 ······················· 52, 78
t検定 ························ 32, 78
Web検索 ······················ 58, 59

あ・い

新しい知見 ························ 4
アロマテラピー ················· 122
医学中央雑誌web ············· 12, 14
威光暗示効果 ················· 18, 21
一次文献 ························ 58
位置情報サイン ················· 106
一致率 ·························· 52
一般化 ·························· 36
意味づけ ························ 48
因果仮説検証研究 ············· 63, 85
因果関係 ························ 28
　——の判断基準 ················· 26
インシデントスタディ ············· 34
インタビュー ················· 42, 50
インフォームド・コンセント ····· 69, 70
引用文献 ················· 57, 83, 85

う・え

うつ ··························· 122
後ろ向き研究 ····················· 24
疫学研究 ······················ 6, 22
疫学のサイクル ················ 22, 23
エスノグラフィー ·············· 40, 63
エビデンス ······················ 60
演繹的研究 ························ 6

お

横断研究 ················· 22, 24, 27
オープンコーディング ············· 44
オッズ比 ····················· 24, 25

か

回収率 ·························· 20
介入研究 ··············· 22, 26, 27, 36
概念 ····················· 4, 40, 52
　——化 ························· 52
科学的方法 ····················· 2, 4
学術論文 ····················· 56, 80
確率的サンプリング ··············· 18
仮説 ················· 4, 16, 22, 28, 44

——検証 ························ 52
——検証研究 ···················· 34
学会誌 ·························· 57
学会発表 ························ 86
　——用の抄録 ··················· 82
カテゴリー ··············· 42, 44, 50, 52
間隔尺度 ············· 32, 74, 75, 78, 79
関係探索研究 ···················· 62
看護研究 ························· 2
　——における倫理指針 ······· 68, 69, 71
看護場面の再構成 ············· 48, 49
看護倫理検討委員会 ·············· 69
観察法 ······················· 42, 75
感想文 ·························· 80
簡便サンプリング ················· 19
関連検証型 ··················· 63, 85

き

キーワード ··············· 12, 14, 58
記号化 ·························· 48
記述疫学 ····················· 22, 27
基礎データ ······················ 38
喫煙 ··························· 114
帰納的研究 ······················· 6
帰無仮説 ····················· 78, 79
共感的視点 ······················ 48
寄与危険度 ······················ 24
記録単位 ························ 52

く

偶然誤差 ····················· 32, 33
グラウンデッド・セオリー・アプローチ
 ······························ 6, 40
クリッペンドルフのα係数 ········ 53
クリティーク ···················· 60
クロス集計 ······················ 76

け

ケアスタディ ················· 34, 38
継続的比較分析 ··············· 42, 44
系統誤差 ························ 32
系統抽出法 ······················ 19
ケースコントロール研究 ····· 22, 24, 27
ケーススタディ ··········· 34, 36, 38, 39
ケースレポート ··················· 34

結果的研究	36
研究課題	4
研究計画書	64, 65, 66, 67, 72
研究テーマ	62, 64, 65, 66
研究的態度	2
研究デザイン	64
研究の同意書	73
研究報告	57
研究論文	80
健康意識	114
言語化	48, 49
現象学	46
——的アプローチ	40, 46, 48
原著	57
——論文	12
検定	32, 33
権利擁護	69

こ

コアカテゴリー	44
構造的	18
コーディング	44, 52, 76, 77
——ガイド	76, 77
コード化	44
誤差	20, 32
個体要因	22
コホート研究	22, 23, 24, 27
コミュニケーションパターン	97

さ

再現性	30, 36
最新看護索引	58, 88
最頻値	76
索引誌	58
査読	86
参加観察	36, 42
参考文献	56
散布度	76
サンプリング	18
サンプル	52

し

視空間失認	106
示説	86

自然科学	6
悉皆調査	18
実験群	28
実験研究	6, 28, 90
実験的操作	28
失語症者	97
実践報告	57
実態調査	16
質的研究	6, 46, 97
質的データ	74, 75
質的な分析	12
質問紙	18
——調査	20
——法	74, 75
事典	57
辞典	57
社会科学	6
尺度の水準	32, 74, 75
自由回答	18
集合法	18, 75
修正版グラウンデッド・セオリー・アプローチ	40, 41
従属変数	16, 28, 78
主介護者	97
出現頻度	52
準実験研究	28
順序尺度	32, 74, 75
症例群	24
症例対照研究	22, 24, 27
抄録	80, 82
——誌	57
資料	57
事例研究	6, 34, 106
事例報告	34
人権保護	68
人工炭酸入浴剤	90
シンボリック相互作用論	40
真理の探究	4

す

数量化	50
スコットのπ係数	53
図表	82

せ

- 正規分布 …… 78
- 精神疾患 …… 122
- 生態学的研究 …… 22, 27
- 生理学的測定法 …… 36
- 絶対値 …… 74
- 失行研究 …… 52
- 全数調査 …… 18
- 選択的コーディング …… 44

そ

- 層化抽出法 …… 19
- 総説 …… 10, 57
- 相対危険度 …… 24, 25
- 相補関係 …… 46, 47
- 足浴 …… 90

た

- 対照群 …… 28
- 代表値 …… 32, 76
- タイムスケジュール …… 66
- ダブルバーレル質問 …… 18
- 多変量解析 …… 78
- 単一回答 …… 18
- 段階抽出法 …… 19
- 単純集計 …… 64, 76
- 単純無作為抽出法 …… 18, 19

ち

- 逐語録 …… 48
- 中央値 …… 32, 76, 77
- 抽出単位 …… 52
- 抽象化 …… 52
- 調査研究 …… 6, 16, 28, 114
- 調査票 …… 18
- 著作権 …… 14

て

- 定理 …… 4
- 定量的データ …… 74
- 定性的データ …… 74
- データベース …… 14
- 展望論文 …… 10
- 電話法 …… 74, 75

と

- 統計ソフト …… 78
- 統計的検定 …… 78
- 統制 …… 30
- 独立変数 …… 16, 28, 29

な・に・の

- 内容分析 …… 50, 51
- 二次文献 …… 58
- 二重盲検法 …… 30
- 認知症高齢者 …… 106
- ノンパラメトリック検定 …… 78, 79

は

- 曝露 …… 22, 23, 24
  - ――要因 …… 22, 23, 24
- パラメトリック検定 …… 78, 79
- 半構造的 …… 18, 42, 52
  - ――面接 …… 42

ひ

- ピアソン積率相関 …… 78
- 非確率的サンプリング …… 18
- 非構造的 …… 18, 42, 50, 52
  - ――面接 …… 42
- ヒストグラム …… 76, 78
- ヒストリカルスタディ …… 34
- ヒトを対象とする医学研究の倫理原則 …… 68
- 批判的吟味 …… 60
- 非標本誤差 …… 20
- 皮膚表面温度 …… 90
- 標本 …… 18
  - ――誤差 …… 20
  - ――抽出 …… 18
- 比率尺度 …… 32, 74, 75, 78, 79

ふ

- フィールド …… 40, 42
  - ――ノート …… 42, 43, 45
- 複数回答 …… 18, 76
- 普遍化 …… 36
- 不眠 …… 122
- プライバシーの保護 …… 72
- プリテスト …… 20, 64, 66

プレゼンテーション	83, 86, 87
文献	10, 12, 56, 60
──クリティーク	60, 61
──研究	6, 10, 11, 122
──検索	12, 58
──目録カード	60, 61
──レビュー	67
分散分析	32
分析	4
──疫学	22, 27
──単位	52
文脈単位	52

へ

平均値	32
ベースライン	38
──・データ	38
ヘルシンキ宣言	68, 69, 70
変数	16, 28

ほ

報告書	80
法則	4
保温効果	90
母集団	18, 78

ま・む

前向き研究	24, 25
マン・ホイットニー検定	78
無回答	76
無作為	26
──化比較試験	28

め・も

名義尺度	32, 74, 75
面接	18, 52
──ガイド	42
──法	74, 75
盲検法	30
目的的研究	36
問題解決	2

や・ゆ・よ

薬用植物	90
有意水準	78
郵送法	18, 75
予備実験	30

り

リサーチ・クエスチョン	34, 62, 63, 64
リバースフェイズ	38, 39
リハビリテーション評価尺度	36
留置法	18, 75
量的研究	6
量的データ	74, 75, 78
量的分析	50
理論	4
──的サンプリング	42, 44
──的飽和	42
──的メモ	44
臨床研究に関する倫理指針	68, 69
臨床試験	26
倫理指針	68
倫理審査	64
──委員会	69
──体制	72
倫理的規則	68
倫理的配慮	32, 33, 67, 68, 72, 73, 82

れ

歴史的研究	10
レビュー	10
レポート	80, 81
連続サンプリング	19

ろ

論文	80, 81, 82, 83
──化	14
──抄録	80
──投稿	86

わ

ワーディング	18, 21

ひとりで学べる看護研究

2010年7月5日　第1版第1刷発行	編集　山口　瑞穂子、石川　ふみよ
2013年8月10日　第1版第4刷発行	発行者　有賀　洋文
	発行所　株式会社 照林社
	〒112-0002
	東京都文京区小石川2丁目3-23
	電話　03-3815-4921（編集部）
	03-5689-7377（営業部）
	http://www.shorinsha.co.jp/
	印刷所　大日本印刷株式会社

- 本書に記載された著作物（記事・写真・イラスト等）の翻訳・転載・データベースの取り込み、および送信に関する許諾権は、照林社が保有します。
- 本書の無断複写は、著作権法上の例外を除き禁じられています。本書を複写される場合は、事前に許諾を受けてください。また、本書をスキャンしてPDF化するなどの電子化は、私的使用に限り著作権法上認められていますが、代行業者等の第三者による電子データ化および書籍化は、いかなる場合も認められていません。
- 万一、落丁・乱丁などの不良品がございましたら、「制作部」あてにお送りください。送料小社負担にて良品とお取り替えいたします（制作部 ☎0120-87-1174）。

検印省略（定価はカバーに表示してあります）
ISBN978-4-7965-2222-9
©Mihoko Yamaguchi, Fumiyo Ishikawa/2010/Printed in Japan